Hölling / Buskies • Yoga

Werner Hölling/Wolfgang Buskies

Yoga

Bewegung – Atmung – Entspannung

Limpert Verlag Wiebelsheim

Die Ratschläge in diesem Buch sind von den Autoren und dem Verlag sorgfältig erwogen und geprüft, dennoch kann keine Garantie übernommen werden. Eine Haftung der Autoren bzw. des Verlages und seiner Beauftragten für Personen-, Sach- und Vermögensschäden ist ausgeschlossen.

Bibliografische Information Der Deutschen Bibliothek
Die Deutsche Bibliothek verzeichnet diese Publikation in der Deutschen Nationalbibliografie; detaillierte bibliografische Daten sind im Internet unter http://dnb.ddb.de abrufbar.

1. Auflage 2007
© 2007 by Limpert Verlag GmbH, Wiebelsheim
www.verlagsgemeinschaft.com

Fotos und Videos: Christoph Brütting, Bernd Hainbach und Werner Flemming
Video-Ton: Jörg Acker
Satz: Composizione, Kempten
Druck und Verarbeitung: AZ Druck und Datentechnik, Kempten
Printed in Germany / Imprimé en Allemagne
ISBN-10: 3-7853-1734-4
ISBN-13: 978-3-7853-1734-1

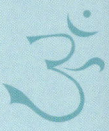

Inhalt

Vorwort und Dank

Dieses Yogabuch versteht sich in erster Linie als ein praktisches Übungs-buch, welches Ihnen einen profunden Einstieg in die Yoga-Praxis vermit-teln möchte. Die meisten der gängigen Yoga-Techniken werden hier be-nannt und beschrieben.

Ein echtes Highlight und großes Plus dieses Buches ist die beiliegende Übungs-DVD, auf welcher Sie drei Übungsprogramme finden: eine Anfän-gerstunde (41 min), eine leichte Mittelstufe (46 min) und eine anspruchs-volle Mittelstufe (45 min).

Wir wünschen Ihnen nun viel Inspiration und schließen uns den Worten eines bekannten Yoga-Meisters des letzten Jahrhunderts an:

„Ein Gramm Praxis ist mehr wert als eine Tonne Theorie"

Ein besonderer Dank gilt folgenden lieben Menschen, die mit Ihrer Hilfe maßgeblich zum Gelingen des Buches beigetragen haben:

Dem Foto- und Videoteam Christoph Brütting und Werner Flemming sowie für die Schmuckbilder Dr. Manfred Rist;

Bernd Hainbach (- boy - digital studio, Wallau);

den Modells Christiane Heiß und Shora Fahlaffi sowie Carina Buskies;

für die Computer- und Bildbearbeitung an Wolfgang Beisswenger und Karin Koller;

für die Korrekturdurchsicht an Christiane Heiß und Michael Örs;

für die Tonaufnahmen an Jörg Acker;

dem Sportstudio „Move" Marburg für die Durchführung der Evaluation und den vielen Yoga-Schülern vom Yoga-Balance Studio Marburg;

sowie unseren Frauen Christiane und Evi.

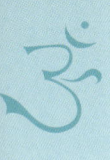

Einleitung

Atmung, Bewegung, Entspannung, Energie – das sind die Zauber- worte, die mit Yoga in Verbindung gebracht werden und die wieder zunehmende Attraktivität der Yoga-Praxis ausmachen. Längst ist Yoga gesellschaftsfähig geworden und hat sich aus dem Dunstkreis einer esoterischen Guru-Religion oder einer indischen Akrobatik befreit. Yoga hat sich auch im Westen als ernsthafter und ganzheitlicher Übungsweg für Körper, Geist und Seele Anerkennung erworben.

Allein in Deutschland praktizieren sechs bis acht Millionen Menschen Yoga und mittlerweile existieren in vielen deutschen und europäischen Städten Yoga-Studios. Zahlreiche wissenschaftliche Untersuchungen haben die po- sitiven Wirkungen von Meditation und Yoga auf den Menschen belegt und Yoga und Meditationskurse werden von fast allen deutschen Krankenkas- sen bezuschusst und gefördert.

Die hier beschriebenen Yoga Balance-Programme wurden in Zusammenar- beit mit dem Sportinstitut der Sportuniversität Bayreuth wissenschaftlich evaluiert. Die sehr positiven Ergebnisse dieser Evaluation beweisen nach- drücklich den Nutzen und die Wirksamkeit von Yoga-Übungen auf Kör- per und Psyche des Menschen, insbesondere auch des hier vorgestellten Yoga Balance-Programms.

Yoga-Übungen gehen über eine reine Funktionsgymnastik hinaus, da sie in ihrem Grundverständnis immer auch den feineren Energiekörper des Menschen beeinflussen und somit neben dem körperlichen Wohlbefinden auch für eine seelisch-geistige Ausgewogenheit sorgen.

Die spirituelle Entfaltung des Menschen bildet das höchste Ziel im Yoga und zieht in der heutigen Zeit immer mehr Menschen an, die ein ganzheit- liches Übungssystem suchen. Mechanisch ausgeführte Körpergymnastik kommt dem Wunsch der Menschen nach einem ganzheitlichen Prinzip der Harmonie und Einheit nicht mehr nach. Genau dieses ganzheitliche Prinzip wird aber im Yoga umgesetzt und macht Yoga so kraft- und wir- kungsvoll.

Bei vielen Beschwerden und Krankheiten hat sich Yoga als eine alterna- tive Form der Therapie erfolgreich bewährt, da sowohl im Nervensystem als auch im hormonellen System Ausgewogenheit hergestellt wird. Die- se Systeme wiederum beeinflussen direkt die Organe und die anderen

Systeme des Körpers. Auch Haltungsschwächen und Rückenbeschwerden werden durch die Asanas (Körperstellungen) gelindert, Stress und Anspannung werden durch Entspannungs- und Atemtechniken entgegen gewirkt. Dieses bewusste Innehalten eröffnet eine Oase der Ruhe und des „zu sich Kommens" und ist in unserer hektischen Welt ein kostbares Geschenk. So praktizieren viele Menschen Yoga in erster Linie, um ihre Gesundheit zu erhalten und zu verbessern oder um zur Ruhe zu kommen.

Vielleicht inspiriert Sie der Yogaweg aber auch zu einer neuen Sinnfindung in Ihrem Leben und zu einem spirituellen Wachstum. Wie auch immer Sie die Schätze des Yoga für sich einsetzen, wir wünschen Ihnen viel Inspiration, Freude und Wachstum bei Ihrer Yoga-Praxis.

Ihre Werner Hölling und Wolfgang Buskies,
September 2006

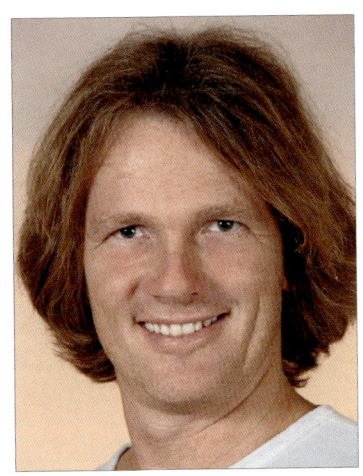

Werner Hölling

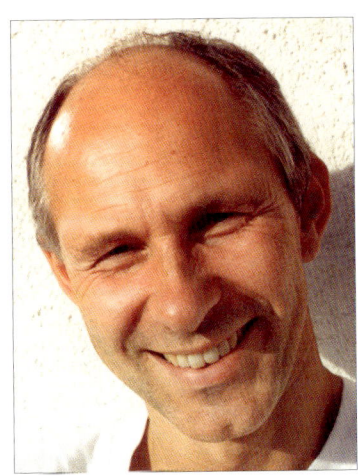

Wolfgang Buskies

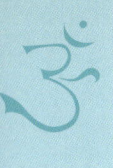

Geschichte des Yoga

Yoga kann als die älteste Wissenschaft über die Funktionsweise und Gesunderhaltung des menschlichen Körpers und Geistes bezeichnet werden. Viele der heute angewandten Körpertherapien, z. B. Rückenschule, Krankengymnastik, Physiotherapie basieren in ihren Grundzügen auf Yoga-Übungen. Yoga im eigentlichen Sinne bedeutet jedoch weit mehr als eine reine Körperschule. Yoga hat seinen ursprünglichen Platz in der hinduistischen Religion. Im Laufe der Entwicklung hat sich der Yoga allerdings von seiner stark religiösen Bindung gelöst und wird heute eher als erkenntnistheoretische Philosophie angesehen.

Die ethymologische Bedeutung des Wortes Yoga lässt sich auf die indogermanische Wortwurzel „Yui" zurückführen, was soviel wie „Gespann", oder „anschirren" bedeutet. Im übertragenen Sinne ist mit dem Wort Yoga eine Geistesdisziplin gemeint, die lehrt, die unruhigen Sinne und Gedanken durch einen ruhigen und achtsamen Geist zu zügeln. Yoga ist somit im Kern eine Technik, Geist und Gedanken durch Atemübungen, Konzentration und Meditation zu kultivieren. Der Praktizierende wird dadurch in einen tiefen Zustand des Seelenfriedens geführt.

Die fast 3000-jährige Yogatradition hat eine Fülle von Übungswegen und Philosophien entwickelt, die alle bei verschiedenen Aspekten der menschlichen Existenz ansetzen. So betreffen einige Traditionslinien hauptsächlich mit dem Körper (**Hatha-Yoga**), andere stellen das Handeln in den Vordergrund (**Karma-Yoga**), wiederum andere die Erkenntnis und die Fähigkeit des Denkens (**Jnana-Yoga**). Gemeinsam liegt allen diesen Übungswegen der Wunsch nach Transformation inne, sei es auf der körperlichen Ebene – weg von Beschwerden hin zum Wohlfühlen –, auf der emotionalen Ebene – weg vom Destruktiven hin zum Positiven –, auf der geistigen Ebene – weg von negativen zu konstruktiven Gedanken – oder auf der seelischen Ebene – weg vom Getrennt sein zur Einheitserfahrung. Die Yoga-Praxis hilft auf diesen Wegen sowohl durch die Asanapraxis und die Atemkontrolle, als auch durch Entspannungstechniken, Meditations- und Konzentrationsübungen.

„Durch Üben und die Fähigkeit loszulassen kann unser Geist den Zustand von Yoga erreichen." (Yogasutra 1.12)

Die Yoga-Praxis in Europa legt den Schwerpunkt hauptsächlich auf die Asana-, Pranayama- und Entspannungstechniken. Yoga und Religion werden dabei nicht in einen so engen Zusammenhang gestellt wie es z.B. in Indien der Fall ist.

Wurzeln des Yoga

Die Wurzeln des Yoga ruhen in der Hindukultur Indiens. Die ersten bildlichen Darstellungen von menschlichen Yogapositionen, z.B. dem Meditationssitz sind über 3000 Jahre alt. Die ältesten Textzeugnisse über die Übungsformen des Yoga finden sich in den **Upanishaden,** die zu den Hauptschriften der philosophisch-religiösen **Veden** in Indien gehören. Die Upanishaden sind ca. im 8.–3. Jhdt. vor Chr. verfasst worden und stehen am Ende der Veden. Sie werden auch als die Geheimlehre Indiens bezeichnet. Die Grundlage aller Texte in den Upanishaden ist eine geistige Erfahrung durch Meditation und Atemtechniken. In der Svetasvatara Upanishad wird eine erste Systematik zum Praktizieren von Yoga erstellt (richtiges Sitzen, Rückzug an einen sauberen Ort, Atemregulierung, Meditation). Die Formen der Yoga-Praxis zu dieser Zeit hatten den Charakter einer religiös-asketischen Praxis. Diese ursprüngliche Idee des Yoga legte den Focus fast ausschließlich auf das Üben der geistig-seelischen Dimension. Der Mensch sollte durch einen inneren geistigen Wandel aus seinem Alltagsbewusstsein herausgelöst werden, um so das Absolute zu erfahren.
Die ersten Yogis waren den früheren Überlieferungen nach Asketen, die den Rückzug an abgelegene Orte suchten, um ihre Persönlichkeit zu wandeln. Ihr Weg führte von äußerer Askese zu innerer Transformation. Auf dieser geistigen Grundlage der Upanishaden entwickelten sich in der Folgezeit (2. Jhdt. v. bis 2. Jhdt. n. Chr.) die beiden wichtigsten Ausrichtungen des Yoga: **der philosophische Yoga** mit dem Kerntext der *Yogasutren von Patanjali* und **der religiöse Yoga** mit seinem Zentraltext der *Bhagavadgita.* Die dritte große Traditionslinie, **der körperorientierte Hatha-Yoga** entwickelte sich aus dem shivaistischen Tantrismus ab dem 11. Jhdt. n. Chr. mit seiner Hauptschrift der *Hatha Yoga Pradipika* (14.–15. Jhdt. n. Chr.).

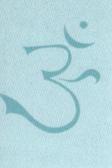

Schriften des Yoga

Die wichtigsten Schriften des Yoga sind die **Veden**, die **Upanishaden**, die **Bhagavadgita**, die **Yogasutren des Patanjali** und die **Hatha Yoga Pradipika.** Die Veden und die Upanishaden stellen die ältesten Textdokumente dar. In den Veden werden primär Opfer- und Ritualanleitungen beschrieben, die ausschließlich der Priesterkaste vorbehalten waren. Ab dem 8.–3. Jhdt. v. Chr. wurden die Upanishaden in den Textkanon mit aufgenommen. Es sind philosophische Abhandlungen, die am Ende der Veden stehen und in denen philosophische und mystische Fragen diskutiert werden. Die Upanishaden läuten einen tiefgreifenden Wandel im indischen Denken und in der indischen Gesellschaft ein. Sie lösten sich von der Beschreibung äußerer Opferrituale und somit von der Autorität der Priesterkaste und beschrieben erstmals einen individuellen Heilsweg, den jeder Einzelne, gleich welcher Kastenzugehörigkeit, einschlagen kann. Themen der Upanishaden sind: Seelenwanderung, Wiedergeburt, Karma, Meditation und Erlösung.

Die **Yogasutren des Patanjali** stellen in rund 200 kurzen Merksätzen (die sog. „Sutren") die Philosophie und den Sinn des Yoga dar. Diese Yoga-Philosophie nach Patanjali entwickelte sich neben der Vedanta-Philosophie zu einer der führenden Schulen der hinduistischen Philosophie bis in die heutige Zeit.

Die **Bhagavadgita** ist die „Bibel Indiens". Sie ist im indischen Denken fest verankert und hat als erste Schrift die Yoga-Praxis in die Welt verbreitet.

Die **Hatha Yoga Pradipika** ist die jüngste Schrift des Yoga und ist zwischen dem 14. und 15. Jahrhundert nach Christus entstanden. Sie kann mit „Leuchte des Hatha Yoga" übersetzt werden und ist die grundlegende klassische Schrift des Hatha Yoga.

Der religiöse Yoga

„Yoga ist die Vereinigung des individuellen Selbst mit dem universellen Selbst." (Yogasutren 3.35)

Die **Bhagavadgita** ist die religiöse Schrift des Yoga schlechthin und teilt als erste Schrift die verschiedenen Yogarichtungen systematisch auf. Sie ist ein Teil des 6. Buches des indischen Nationalepos **Mahabharata** und wurde ca. im 1. Jhdt. n.

Chr. in seiner jetzigen Form in das Mahabharata eingegliedert. Fast alle großen indischen Denker und Yogaautoritäten haben in den letzten Jahrhunderten zur Bhagavadgita Kommentare verfasst, was die Wichtigkeit dieser Schrift für die Entwicklung der Yogaphilosophie deutlich macht.

Die Bhagavadgita erzählt in 18 Kapiteln die Geschichte des Helden Arjuna, der von Gott Krishna über den Weg des Yoga unterrichtet wird. Arjuna soll in einem großen Kampf gegen die eigenen Verwandten kämpfen und befindet sich deswegen in einem starken Gewissenskonflikt. Krishna erläutert ihm sehr detailliert die Möglichkeiten seines Handelns und die Tragweite seiner möglichen Entscheidungen.

Dabei werden **drei Arten von Yogawegen erklärt**, die sich zum Teil ergänzen und auch die verschiedenen Naturelle der Menschen berücksichtigen.

Yoga des aktiven Handelns (Karma-Yoga)
Dieser Yogaweg fordert zum Handeln auf, ohne an das Ergebnis der Arbeit zu denken. Für den modernen Menschen kann das bedeuten, die alltäglichen Handlungen mit einer achtsamen geistigen Haltung auszuführen, um den Alltag so zu spiritualisieren. Er ermöglicht den Menschen, durch eine selbstlose Arbeitshaltung die Ich-Bezogenheit zu transformieren.

Yoga der Erkenntnis (Jnana-Yoga)
Dieser Yogaweg erfordert ein Studium der philosophischen und religiösen Schriften, sowohl auf der intellektuellen Ebene durch Reflektieren und Nachsinnen, als auch auf der geistigen Ebene durch Meditation. Die Identifikation des eigenen Ichs mit der Scheinwelt (Maya) soll aufgelöst und die Wahrheit hinter den Dingen erkannt werden.

Yoga der Hingabe (Bhakti-Yoga)
Dieser Yogaweg besteht aus einer tiefen Hingabe und Liebe zu einem persönlichen Gott, der Natur und den Mitmenschen. Praktiziert wird auf diesem Yogaweg sehr viel durch die Rezitation von Mantren (heilige Silben z.B. OM) und Kirtan (das Singen religiöse Lieder). Bhakti Yoga soll Emotionen in Hingabe verwandeln. Es geht

im Bhakti Yoga um das Fühlen und Erfahren einer universalen inneren Göttlichkeit. Bhakti Yoga kann von jedem Menschen, gleich welcher Konfession, in der ihm vertrauten Form praktiziert werden.

Alle drei erwähnten Yogawege sollen die Menschen ihrem Naturell gemäß unterstützen und zu einer tieferen spirituellen Transformation führen.

Die 18 Kapitel der Bhagavadgita geben einen guten Überblick über die zentralen Themen der verschiedenen Yogazweige:

1. Yoga über das Zögern des Arjuna
2. Yoga über das Wissen
3. Yoga über das Handeln
4. Yoga über die Entsagung des Handelns im Wissen
5. Yoga über das Entsagen
6. Yoga über die Meditation
7. Yoga über das Wissen und die Wissenschaft
8. Yoga über das unvergängliche Absolute
9. Yoga über das königliche Wissen und über das königliche Geheimnis
10. Yoga über die Manifestation
11. Yoga über die Schau der kosmischen Form
12. Yoga über die Hingabe
13. Yoga über die Unterscheidung des Feldes und des Felderkenners
14. Yoga über die Unterscheidung der drei Gunas
15. Yoga über die höchste Transzendenz
16. Yoga über die Unterscheidung zwischen dem Göttlichen und dem Dämonischen
17. Yoga über die Unterscheidung des dreifachen Glaubens
18. Yoga über die Befreiung durch Entsagung

In diesen Kapiteln erklärt der Gott Krishna dem Helden Arjuna, dass jeder Mensch sein Schicksal akzeptieren muss und gemäß dem „Svadharma" (Aufgabe, Pflicht, Bestimmung, Berufung und Karma) handeln sollte. Arjuna ist in der Kriegerkaste geboren, also muss er auch gegen seine Verwandten kämpfen. Dieses Akzeptieren der Lebensumstände, ohne zu sehr damit zu hadern, kennzeichnet das indische Gesellschaftssystem in den letzten Jahrhunderten (Kastensystem). Der Kampf von Arjuna kann

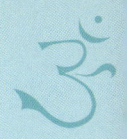

aber auch für eine innere Sinnsuche und die Konflikte der Menschen im Allgemeinen stehen.

„Tue deshalb, was getan werden muss, aber selbstlos und ohne persönliche Bindung. Wer völlig selbstlos handelt, gelangt zum höchsten Selbst" (Bhagavadgita 3.19)

Der philosophische Yoga

Die **Yoga-Sutras des Patanjali** stellen das zentrale philosophische Grundlagenwerk des Yoga dar. Sie sind wahrscheinlich zwischen dem 2. Jhdt. v. und dem 2. Jhdt. n. Chr. entstanden und haben alle folgenden Yogaentwicklungen stark geprägt.
In den 195 Sutras beschreibt Patanjali den Entwicklungsweg vom Alltagsbewusstsein zum erleuchteten Bewusstsein. Patanjali hat somit als erster überhaupt eine Landkarte über Bewusstseinszustände auf einem geistigen Weg erstellt. „Sutra" heißt übersetzt „Faden". Patanjali hat seinen Haupttext in sehr kurzen Merksätzen formuliert, die wie ein Leitfaden durch die Yogaphilosophie führen.

Die 195 Yoga-Sutras sind in vier große Kapitel eingeteilt:

1. Kapitel: Über die Einung (51 Sutras über die Definition von Yoga, über Yogawege in der Praxis und über die Stufen der Yogaerfahrung).
2. Kapitel: Über den Weg (55 Sutras über die Ursache von Leiden sowie Unbewusstheit und ihre Überwindung und über die acht Stufen des Yoga).
3. Kapitel: Über die übernatürlichen Fähigkeiten (55 Sutras für Übungen zur Erlangung von übernatürlichen Fähigkeiten „Siddhis").
4. Kapitel: Über die vollkommene Loslösung (34 Sutras über ein Leben in der Freiheit mit einem erwachten Geist).

Die acht Stufen („Astanga-Yoga") des Yoga in den Kapiteln 2 und 3 bilden das Zentralkonzept der Sutras und sind bis heute in allen Yogalinien bedeutsam. Dieser Entwicklungsweg des Menschen und seines Bewusstseins wird von Patanjali als ein Stufenweg beschrieben, der acht Stufen beinhaltet.

1. Stufe: Yama – Soziales Verhalten

Fünf Prinzipien sollen die Beziehungen der Yogapraktizierenden mit der Gesellschaft regeln: **Gewaltlosigkeit, Wahrhaftigkeit, Nicht Stehlen, Zölibat, Großzügigkeit.**

2. Stufe: Niyama – Persönliches Verhalten

Beim Niyama sollen fünf Disziplinen die innere und äußere Reinigung des Einzelnen unterstützen: **Sauberkeit, Zufriedenheit, Entsagung, Selbstreflexion, Entwicklung von Vertrauen auf eine höhere Kraft bzw. Gott.**

3. Stufe: Asanas – Körperstellungen

Hier ist die Pflege des Körpers durch ausgewählte Stellungen gemeint, die letztendlich ein langes Sitzen in einer Meditationshaltung mühelos möglich machen sollen. Dabei sollten Stabilität und Leichtigkeit eine Asana auszeichnen.

4. Stufe: Pranayama – Bewusste Atemregulierung

Auf dieser Stufe soll ein ruhiger und gleichmäßiger Atem kultiviert werden, um die Unruhe des Geistes zu klären, ein achtsames Bewusstsein zu entwickeln und innere Blockaden zu lösen. Die Pranayamaübungen sind sehr komplex, so gibt es wärmende, kühlende, anregende und ausgleichende Atemtechniken.

5. Stufe: Pratyahara – Das Zurückziehen der Sinne von der Außenwelt

Mit der fünften Stufe beginnt ein innerer geistiger Prozess. Die Sinne werden nun kontrolliert und folgen nicht mehr primär den Impulsen der Außenwelt, die den Geist stark ablenken.

6. Stufe: Dharana – Konzentration

Patanjali definiert Dharana als die Fixierung aller Gedanken auf einen gewählten Punkt. Das Erlernen einer tiefen Konzentration ohne Ablenkung ist Voraussetzung für eine Meditation. Töne, Mantren oder auch Bildbetrachtungen können die Konzentration fördern.

7. Stufe: Dhyana – Meditation
Ist der Geist durch Konzentration gut geübt und ausgebildet, ist eine tiefe Meditation möglich. Im Zustand der Meditation wird echtes Verstehen und ein Einblick in die Natur der Dinge und des eigenen Selbst möglich.

8. Stufe: Samadhi – Erleuchtung
Samadhi ist das Ziel des Weges. Hier findet sich der erleuchtete Geist, der mit allem verbunden ist und keine Trennung zwischen Subjekt und Objekt mehr wahrnimmt. Samadhi führt in einen inneren Zustand des Friedens und zur Freiheit.

Wie können nun diese acht Stufen für den modernen Menschen interpretiert werden?

Die Reihenfolge, in der die acht Stufen dargestellt werden, reicht von unserer Beziehung zur Außenwelt hin zu einer tiefen und intensiven Innenschau. Dies bedeutet jedoch nicht, dass Yoga in dieser Reihenfolge geübt werden muss. Es geht hier nicht um einen festgelegten linearen Ablauf von Schritten, vielmehr sollen die individuellen Neigungen und Fähigkeiten eines Menschen darüber entscheiden, welche Schritte zu welcher Zeit für die eigene Entwicklung das Beste beitragen können. Die acht Stufen sind als eine Einheit zu verstehen, die gemeinsam wächst, wenn ein Mensch sich ernsthaft auf dem Yogaweg entwickeln möchte. Sie stellen eine zyklische Reihe von Schritten und Disziplinen dar, die den Körper und den Geist reinigen und ein spirituelles Wachstum ermöglichen. So muss man nicht erst perfekte Asanas (Stufe 4) beherrschen, um meditieren (Stufe 7) zu können, und auch die Yoga-Übungen werden nach einer Meditations- oder Konzentrationsübung durchaus anders erlebt. Die Yamas und die Niyamas (Stufen 1 und 2) geben eine Orientierung für die allgemeine Ethik im Zusammenleben mit der Gesellschaft vor und betonen die positiven geistigen Eigenschaften wie Reinheit und Zufriedenheit. Bei der Yoga-Praxis in Europa werden hautsächlich die Stufen 3 und 4 gelehrt (Körperstellungen und Atemtechniken). Die Stufen 5–8 beschreiben eher den geistigen Weg. Wer sich ernsthaft mit der Yoga-Praxis auseinander setzt, wird die Stufen der Konzentration und der Meditation automatisch in seine Praxis integrieren. Dieser Stufenweg des Patanjali hat die Yogaphilosophie bis heute geprägt und wird auch als **Raja Yoga (königlicher Yoga)** bezeichnet. Der Grundgedanke des Raja Yoga besagt, dass alle Probleme und Leiden der Menschen aus der Tätigkeit des Geistes entstanden sind. Die Lösung muss also dort im Geist und bei den Gedanken gesucht werden. Durch die Praxis des Raja Yoga werden der Geist und die nach außen gerichteten Sinne beruhigt und die gedanklichen Wellen werden zur Ruhe gebracht.

Der körperorientierte Hatha-Yoga

Die in Europa und den USA wohl bekannteste Yogaform ist der **Hatha Yoga.** Der Hatha Yoga ist zu Beginn des 10. Jhdt. n. Chr. aus dem shivaistischen Tantrismus entstanden. **Hatha** kann mit „Kraft" oder „dynamischer Anstrengung" übersetzt werden. Eine andere geläufige Übersetzung trennt das Wort in die Silben **„Ha"** (Sonne) und **„Tha"** (Mond), womit die 2 Grundenergien im menschlichen Körper beschrieben werden. Im Hatha Yoga werden zwei Energieaspekte (Ida und **Pingala**) definiert, die das Prinzip der Polarität auf der Ebene der Körperenergien widerspiegeln, z. B. männlich – meiblich / rechts – links / Prana (aufsteigende Vitalenergie) – Apana (absteigende Vitalenergie).

„Der Körper ist dein Tempel. Halte ihn sauber und rein, damit deine Seele darin wohnen kann." (Iyengar)

Der Hatha Yoga nahm im Gegensatz zum klassisch orientierten Yoga den Körper mit in den Erleuchtungsprozess des Geistes auf und erstellte in den folgenden Jahrhunderten eine detaillierte physisch und psychisch spirituelle Anatomie des Menschen.

Zwischen dem 14. und 15. Jhdt. n. Chr. entstand die **Hatha-Yoga-Pradipika,** die als erste Yogaschrift überhaupt sowohl eine ganze Reihe von Yogaasanas, als auch Reinigungübungen (Kriyas), Atemtechniken (Kumbhaka), Handgesten (Mudras) und Bandhas (Verschlüsse zur Lenkung der Energie) auflistet und beschreibt. Es ist der Verdienst des Hatha Yoga, ein feinstoffliches Energiebild des menschlichen Körpers erstellt zu haben. Es gibt nun für alle Praktizierenden eine „Landkarte" für eine spirituelle

Yoga-Praxis unter Einbeziehung des Körpers. Um Yoga in seiner Ganzheit zu erfahren, ist es wichtig, die feineren energetischen Wirkungen der Yoga-Übungen zu kennen und in den eigenen Übungsweg zu integrieren!

Der menschliche Körper aus yogischer Sicht

Der physische Körper wird in der Hatha Yoga Pradapika mit einer Maschine verglichen, die von zwei Arten von Energie in Bewegung gehalten wird: chemische Energie, die aus der Nahrung kommt, und psychischer Energie (**Prana**), die von allen Dingen kommt, die uns umgeben und die wir aufnehmen (Nahrung, Wasser, Luft, Sonnenlicht, örtliche Umgebung). Prana ist seinem Wesen nach eher elektrische Energie als chemische Energie. Prana kann im Körper gespeichert werden und wird durch den Blutkreislauf von dem feinstofflichen, astralen Körper in den physischen Körper transformiert. Diese Pranaimpulse sind im yogischen Verständnis sehr wichtig. Wird diese Verbindung im Körper gestört oder unterbrochen, ergeht es dem Körper wie einer Maschine, die von der Batterie genommen wird. Körper und Gemüt kommen in eine Disharmonie und Krankheiten können auftreten. Störungen des Pranaflusses können durch übermäßiges Essen, ungesunde Lebensführung, schlechte Umgebung und Gesellschaft, Traumata, mangelnde Bewegung und Depressionen ausgelöst werden. Geist und Körper bilden eine Einheit und es können sich sowohl im Körper, als auch im Geist Spannungen und „Energieknoten" bilden. Durch das Üben von Yogaasanas und Atemübungen können diese Knoten gelöst werden. Neben dem stofflichen Aufbau des Körpers aus Knochen, Muskeln, Bändern, Sehnen, Gewebe, Blut usw. spielt in der Yogaphilosophie der „feinstoffliche Körper" eine große Rolle. Die Yoga-Übungen wirken auch positiv auf den feinstofflichen Körper. Dieses feinere Energiebild des Körpers wird in der Yogaterminologie mit Begriffen wie **Chakra** (Energiezentrum), **Nadis** (feine Kanäle, Nerven), **Sushuma** (Wirbelsäule, Rückenmarkkanal), **Prana** (Lebensenergie) und **Kundalini** (Urkraft) beschrieben.

Der menschliche Körper besitzt 7 **Chakren,** die unten am Steißbein beginnend bis oben an der Fontanelle (Schädeldecke) angesiedelt sind. „Chakra" heißt wörtlich übersetzt „Rad oder Kreis", kann aber auch als „Wirbel oder Strudel" übersetzt werden. Es sind besonders stark energetisierte

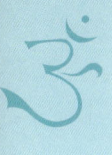

Stellen im Körper, die zwar keine direkte, körperlich-materielle Entsprechung haben, bei Atem und Konzentrationsübungen aber oft mit bestimmten Sinnesorganen und geistigen Qualitäten in Verbindung gebracht werden. Bei fortgeschrittener Yoga-Praxis konzentriert man sich während der Asanaausführung auf einzelne Chakren und verbindet sie in einem Atemkreislauf: „Die Chakren sind Wirbel pranischer Energie in bestimmten Körperregionen. (...) Jedes Chakra ist eine Schaltstelle, von der aus bestimmte Bereiche im Gehirn angeregt und erschlossen werden. Ist die Konzentration im Verlaufe der yogischen Übung auf die Chakren gerichtet, wird der Energiefluss durch die Energiezentren angeregt und aktiviert sie. Dies lässt ruhende Bereiche im Gehirn aktiv werden und führt zu höheren Bewusstseinsebenen (...).“ (Swami Satyananda Saraswati)

Die Chakren sind folgendermaßen im Körper und im Drüsensystem lokalisiert:

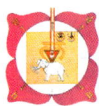 1. Chakra: **Muladhara** = Wurzelzentrum (liegt am unteren Ende der Wirbelsäule unter dem Steißbein. Drüse: Keimdrüsen), Element: Erde, geistige Qualität: existentielle Absicherung, Unbewusstes, Triebe

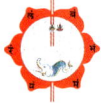 2. Chakra: **Svadhishthana** = Sakralzentrum (liegt an der Grenze zwischen Steißbein und Kreuzbein. Drüsen: Nebennieren), Element: Wasser, geistige Qualität: Sexualität, Instinkte

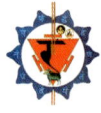 3. Chakra: **Manipura** = Bauchzentrum (entspricht dem Solarplexus hinter dem Nabel. Drüse: Bauchspeicheldrüse), Element: Feuer, geistige Qualität: Willenskraft, Aktivität, Emotionen

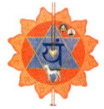 4. Chakra: **Anahata** = Herzzentrum (Mitte der Brust, Höhe des Herzens. Drüse: Thymusdrüse), Element: Luft, geistige Qualität: Gleichgewicht von Gefühl und Verstand, Liebe, Mitgefühl, Kreativität

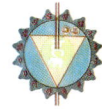 5. Chakra: **Vishudda** = Kehlkopf-Halszentrum (liegt im Bereich des Kehlkopfes. Drüse: Schilddrüse), Element: Äther, geistige Qualität: Zuhören, Reden, Schwelle zur spirituellen Verwirklichung

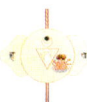 6. Chakra: **Ajna** = Stirnzentrum (liegt am oberen Ende der Wirbelsäule, Punkt zwischen den Augenbrauen. Drüse: Hyphophyse), geistige Qualität: Intellekt, Geisteskraft

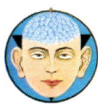 7. Chakra: **Sahasrara** = Scheitel-Fontanellenzentrum (Drüse: Epiphyse), geistige Qualität: reines kosmisches Bewusstsein, Wonne

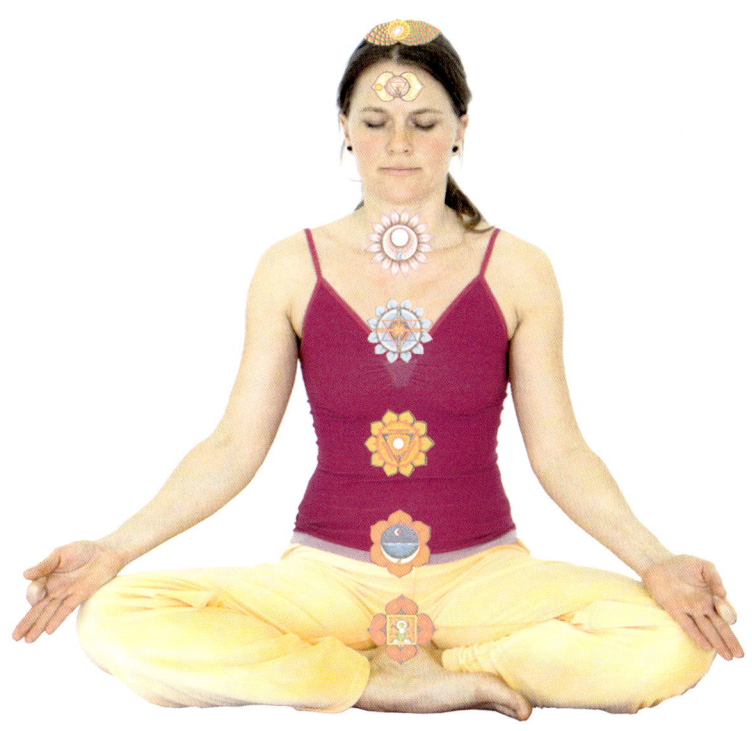

In der Anatomie des Yoga sind die **Nadis** die feinstofflichen Energiebahnen, in denen **Prana** fließt. In der chinesischen Medizin entsprechen die Nadis den Meridianen und das Prana dem Chi. Auf der physischen Ebene können die Nadis den Nervenbahnen im menschlichen Körper gleichgesetzt werden. Es gibt eine Vielzahl von Nadis im Körper, wobei es **3 Hauptnadis** gibt: **Shushumna,** lokalisiert im Wirbelkanal, und **Ida** und **Pingala,** die rechts und links der Wirbelsäule entlang verlaufen. Sie kreuzen alle Chakren und die beiden Nasenlöcher, was bei den Atemtechniken eine Berücksichtigung findet. Auf der physischen Ebene entsprechen Ida und Pingala den zwei Aspekten des autonomen Nervensystems, dem Parasymphatikus und dem Symphatikus (Verlangsamung – Aktivität).

Die Nadis und die Chakren werden durch die Yogaasanas und durch die Pranayamatechniken gereinigt und harmonisiert, so dass die Kundalinienergie im Körper ungehindert aufsteigen kann.

Dieses Aufsteigen der Kundalinienergie erzeugt auf der körperlichen Ebene Wohlgefühle, auf der seelischen Ebene Wonnezustände und auf der geistigen Ebene einen ruhigen, achtsamen Geist. Dieses Phänomen kann bei Übenden auch als ein erweiterter Bewusstseinszustand erfahren werden, der von körperlichen Symptomen wie starker Hitze und Ähnlichem begleitet wird. Die Ausführung der Asanas wirkt immer auch auf die Psyche, da der Pranafluss im Menschen stimuliert wird. Yoga-Asanas können den freien Pranafluss (Vitalenergie) im Körper wieder herstellen.

Die Yoga-Übungen funktionieren ähnlich wie eine Akupunkturbehandlung ohne Nadeln. Bei Nierenbeschwerden werden die Nieren durch die Nadeln stimuliert, um dadurch die elektrischen Impulse zu erhöhen und den Nieren zusätzliches Prana zuzuführen. In ähnlicher Art und Weise funktionieren die Yogaasanas, da sie in manchen Positionen einen sanften Druck auf die inneren Organe geben Jede Asana wirkt auf ganz bestimmte Punkte der Organmeridiane und löst so durch Spannung hervorgerufene Blockaden. Ähnlich wie bei der Akupunktur werden dieselben Meridiane angeregt. Die Entspannung nach jeder Asana ist sehr wichtig, da nun das freigesetzte Prana im Körper zirkulieren kann. Die überschüssige Energie fließt nun zu Stellen, wo bis dahin zu wenig Energie war. Diesen Mechanismus kann der Körper zur Selbstheilung nutzen.

Eine wichtige Rolle zur Lenkung der pranischen Energie kommen den **Bandhas** (Verschlüsse, Schloss) zu. Mit Bandhas sind Verschlüsse gemeint, die durch Muskelkontraktionen und Gelenkbewegungen während der fortgeschrittenen Yoga-Praxis durchgeführt werden. Die Körperenergien können durch die Bandhas gestaut werden, wodurch einzelne Körperregionen energetisiert werden. Die Bandhas werden bevorzugt in der Kundaliniyoga-Übungspraxis eingesetzt. Es gibt 3 Bandhas:

1. **Mulabandha:** erfolgt durch eine Kontraktion der Beckenbodenmuskulatur, bzw. des Perineums (Damm) und des Schließmuskels.
2. **Uddiyanabandha:** erfolgt nach der Ausatmung, indem der untere Bauch nach innen gezogen und das Zwerchfell leicht hochgezogen wird.
3. **Jalandharabandha:** wird auch als Kinnverschluss bezeichnet. Dabei strecken Sie den Nacken und ziehen das Kinn ganz bis an die Brust.

Wenn alle drei Bandhas gleichzeitig gesetzt sind, wird das als „Mahabandha" (großartiger Verschluss) bezeichnet.

In der yogischen Physiologie besteht der Mensch aus 3 Körpern, die von 5 Hüllen („**Koshas**") umgeben sind. Die Körper heißen:

1. **Stula Sharira** (grobstofflicher Körper)
2. **Sukshma Sharira** (feinstofflicher Körper)
3. **Karana Sharira** (kausaler Körper)

Die Hüllen werden folgendermaßen benannt:

1. **Annamaya Kosha** (Nahrungshülle, der physische Körper)
2. **Pranamaya Kosha** (Lebenshülle, die Organe des Handelns)
3. **Manomaya Kosha** (geistige Hülle, Denken, Unterbewusstsein, Organe der Wahrnehmung)
4. **Vijnanamaya Kosha** (intellektuelle Hülle, Intellekt und Ego)
5. **Anandamaya Kosha** (Hülle der Glückseligkeit, Glück, Wonne, Ruhe und Frieden)

Die menschliche Seele ist wie ein Kissenbezug von diesen 5 Hüllen umgeben. Durch die Yogatechniken werden die verschiedenen Körper gereinigt und genährt und somit werden auch die Denkprozesse und die Emotionen positiv beeinflusst. Durch eine achtsame und gesunde Lebensführung

(s. die acht Stufen) können alle fünf Körper in einem harmonischen Gleichgewicht gehalten werden.

Dieses yogische Anatomiemodell erklärt sehr gut, warum bei vielen Menschen ein angenehmes Wohlgefühl nach einer Yoga-Stunde entsteht, da auch die feineren Nerven und das Drüsensystem aktiviert worden sind. Gerade die Berücksichtigung dieser subtilen Anatomie des Menschen ist eine der großen Stärken der Yogamethode und geht in diesem Bereich weit über den Nutzen einer reinen Funktionsgymnastik hinaus.

Zusammenfassung

Wie aus der geschichtlichen Beschreibung des Yoga ersichtlich wird, war Yoga in seiner ursprünglichen Bedeutung ein individueller, eher asketischer Heilsweg, der durch Geistesdisziplin und Meditation den Suchenden zur Erlösung führen sollte. Die Yogasutren und der achtstufige Yogapfad des Patanjali entwickelten die Yogaphilosophie, die das indische Denken und die Yoga Praxis bis in die heutige Zeit beeinflusst hat. Die körperorientierte Ausrichtung des Hatha Yoga, die seit dem 14. und 15. Jahrhundert nach Christus die Yoga-Philosophie bereichert hat, sorgte mit dafür, dass der Yoga eine neue Blütezeit erlebt hat. In den folgenden Jahrhunderten hat der Yoga immer mehr den Einzug in das Denken und die Körperübungspraxis der westlichen Welt geschafft. Yoga verfolgt einen ganzheitlichen Ansatz, der auf der körperlichen Ebene durch die Asana Praxis, auf der pranischen Ebene (energetischen) durch bewusste Atemlenkung, auf der geistigen Ebene durch Konzentration und Achtsamkeit und auf der seelischen Ebene durch Meditation wirkt. Aus den geschichtlichen Entwicklungen heraus sind fünf Yogawege entstanden, die auf die Neigungen und den Charakter der einzelnen Menschen abgestimmt sind:

1. *Raja Yoga*   *Weg der Kontrolle des Geistes*
2. *Karma Yoga*   *Weg des Handelns*
3. *Jnana Yoga*   *Weg der Erkenntnis*
4. *Bhakti Yoga* *Weg der Hingabe*
5. *Hatha Yoga*   *Weg der Energie*

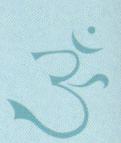

Verschiedene Yoga-Stile

„Meditation auf die Kraft eines Elefanten kann in uns eine Kraft dieser Art entstehen lassen." (Yogasutra 2.34)

Fast die gesamte Yoga Praxis in Europa und den USA lässt sich unter dem Oberbegriff „Hatha Yoga" zusammenfassen, wobei die unterschiedlichen Stilrichtungen verschiedene Schwerpunkte in der Übungsausführung setzen.

„Practise and all is coming." (Patthabi Jois)

In der Yoga-Praxis haben sich unterschiedliche Stile etabliert.
Die bekanntesten sind:

Iyengar-Stil:
Im Iyengar Yoga werden die Asanas in den Mittelpunkt der Praxis gestellt. Es ist ein sehr körperorientierter, mit großer Exaktheit in den Übungen arbeitender Yoga-Stil. Iyengar verfolgt nebenbei einen therapeutischen Ansatz und hat Übungsabfolgen für eine Reihe von Körperbeschwerden entwickelt. Es werde viele Hilfsmittel (Seile, Gurte, Stühle, Klötze) eingesetzt.

Sivananda:
Im Sivananda Yoga wird der spirituelle Aspekt der Yoga-Praxis betont. Singen, Karma- und Bhaktiyoga in Form von selbstlosem Handeln und Dienen in Ashramatmosphäre werden authentisch vermittelt. Sie stehen in der Tradition des Gurukulasystems, das heißt, ein erleuchteter Meister wird verehrt. Es werden regelmäßig Yogalehrer-Ausbildungen angeboten. Gelehrt wird hauptsächlich die sogenannte Rishikeshreihe, eine bestimmte Abfolge von Asanas, Pranayamas und Meditation, die Swami Sivananda entwickelt hat.

Vidya:
Vidya ist aus der Sivanandatradition entstanden und ist mittlerweile der größte Yogaanbieter in Deutschland. Es werden regelmäßig Yogalehrer-

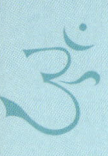

Ausbildungen angeboten. Gelehrt wird klassischer Yoga in der Sivanandatradition, der Asana Schwerpunkt ist die Rishikeshreihe.

Kundalini:
Im Kundalini-Yoga spielt die spirituelle Anatomie des Menschen eine große Rolle. Während der Asanaübungen erfolgt eine bewusste Atemlenkung und eine Verbindung der einzelnen Energiezentren (Chakren). Die Nadis und die Chakren werden fokusiert und es wird viel mit dem inneren Energiekörper gearbeitet.

Asthanga Yoga (Poweryoga):
Dieser Yoga-Stil wurde von Patthabi Jois in den sechziger Jahren des letzten Jahrhunderts entwickelt. Es ist ein sehr kraftvoller und körperorientierter Yoga-Stil, der anspruchsvolle Asanasequenzen lehrt. Die Asanas sind durch sogenannte „Vinyasas" (gleitende Übergänge) verbunden und lassen die Übungsabfolge sehr geschmeidig erscheinen. Während der Übungen werden die „Drishtis" (9 unterschiedliche Konzentrationspunkte) fokussiert.

Triyoga:
Triyoga wurde von Kali Ray entwickelt. Es ist ein sanfter Stil, der durch fließende Übergänge, den sogenannten „flows", zwischen den Asanas sehr harmonisch wirkt. Kali Ray ist eine der wenigen weiblichen Yogameister.

Yoga nach Heinz Grill:
Heinz Grill verfolgt einen anthroposophischen Ansatz, der die Seelendimension des Yoga auch in der Yogatherapie betont.

Yoga nach Desikachar:
Es wird ein sanfter Yoga-Stil vermittelt, die Asanas werden behutsam vorbereitet.

Yoga der Energie:
Dies ist ein von Boris Tatzky und Anna Trökes vermittelter Stil, der die Energie des Hatha Yoga für die heutige Zeit lehrt. Der energetische Aspekt der Yoga-Übungen wird betont und die Asanas werden durch vorbereitende Übungen („Karanas") Schritt für Schritt aufgebaut.

Meditation

*„Meditation ist dieses Licht im Geist, das den
Weg zum Handeln erleuchtet; und ohne dieses
Licht gibt es keine Liebe." (Krishnamurti)*

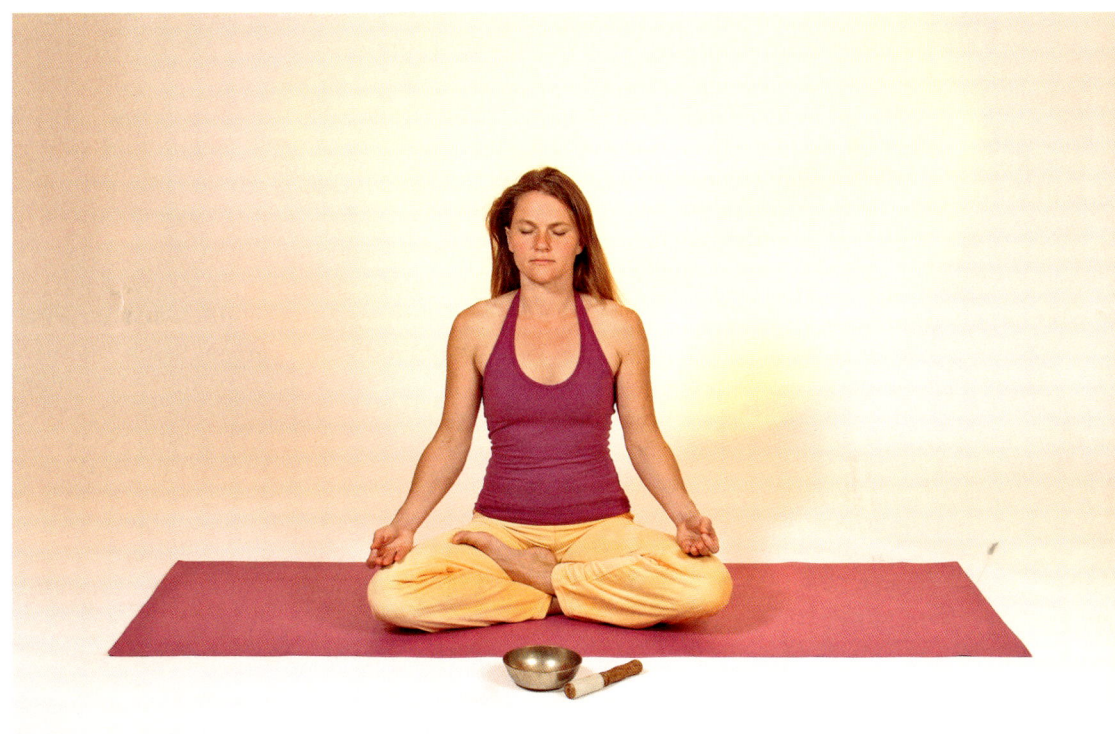

Wenn Sie sich den achtstufigen Pfad Patanjalis (siehe S. 16 / 17) nochmals vor Augen führen, so kann Meditation als siebte Stufe durchaus auch als das Ziel der vorhergehenden Übungsschritte verstanden werden. Auch wenn sich die verschiedenen Stufen immer wieder gegenseitig durchdringen und sich der Zustand der Meditation bereits auf den vorhergehenden Ebenen einstellen kann, ist jede einzelne davon dennoch eine wichtige Vorbereitung, um tiefer in das Gebiet der Meditation vorzudringen.

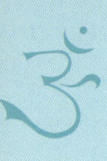

Was ist Meditation?
Jiddu Krishnamurti umschreibt dies unter anderem mit den folgenden Worten:

„Wenn man jeden Gedanken und jedes Gefühl unvoreingenommen wahrnimmt, ihre Gründe und Abläufe versteht und ihnen die Erlaubnis gibt, da zu sein, so ist dies der Beginn von Meditation. Meditation selbst ist ein Feld, in das das Denken nicht eindringen kann".

Diese Beschreibung kommt der Definition des Yoga nach Patanjali *„Yoga Citta vrtti nirodhah"* (das zu Ruhe Kommen der gedanklichen Bewegungen im Geiste) sehr nah. Interessant ist hierbei auch die Tatsache, dass Patanjali mit Stufe drei „Asana" ausschließlich den Lotussitz meinte. Alle anderen Asanas entwickelten sich erst später!

Gehen wir also davon aus, dass der Körper durch die verschiedenen Asanas und durch das Pranayama gereinigt und darauf vorbereitet wird, über längere Zeit still und aufrecht zu sitzen, so kommt nun die eigentliche Herausforderung, nämlich dabei voll und ganz präsent zu sein, hinzu. Dies stellt sicher eine der größten Aufgabe (und zugleich Chance) in einer Zeit von Reizüberflutung und denklastigem Alltag dar. Viele Menschen können vor lauter Denken nicht mehr einschlafen oder aber nicht mehr in Ruhe den Tag beginnen, weil sie kein Wissen darüber zur Hand haben, wie sie dieses Gedankenkino stoppen können. Ihr Körper ist vielleicht entspannt, doch der Geist hüpft hin und her.

Die richtige Sitzhaltung bei der Meditation
Je nachdem wie beweglich Sie sind, wählen Sie eine passende Sitzposition für sich aus. Wichtig ist, dass Sie sich dabei wohl fühlen und keinen Schmerz empfinden. Nehmen Sie sich Zeit, die richtige Haltung herauszufinden und benutzen Sie ggf. ein Kissen zur Unterstützung. Wenn Sie den Schneidersitz oder Lotussitz wählen, können Sie darauf achten, dass Ihr Becken etwas höher positioniert ist als Ihre Knie, indem Sie sich z. B. auf ein Kissen setzen. Das erleichtert die aufrechte Haltung der Wirbelsäule. Wenn Sie während des Sitzens Spannung in den Knien verspüren, versuchen Sie immer wieder, das Becken locker zu lassen.

Wie bringe ich meinen Geist in die Ruhe?
Es gibt viele Techniken, um sich dem Zustand der Meditation anzunähern.
Für Jeden mag eine andere geeignet sein und es empfiehlt sich, mehrere
auszuprobieren. Beachten Sie jedoch dabei, dass Sie, wenn Sie an zu
vielen Stellen graben, nicht in die Tiefe kommen werden. Sie sollten sich
also irgendwann intuitiv entscheiden.

Trataka (Sehen)

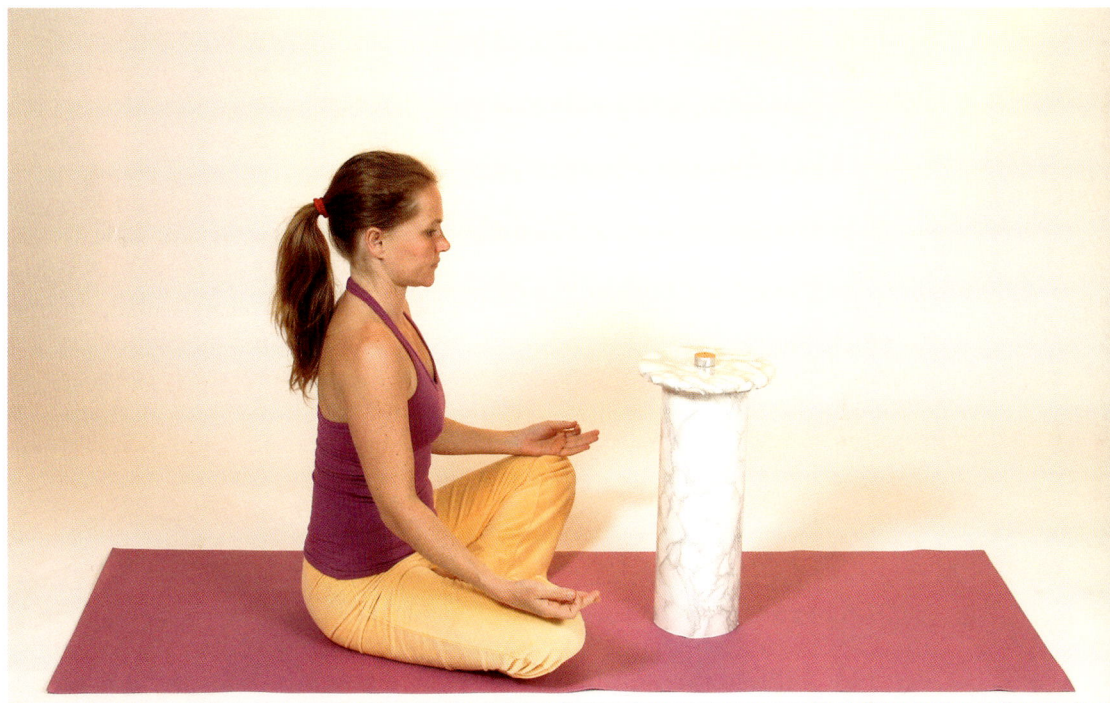

Eine gute, vorbereitende Übung zur Meditation ist das Trataka. Setzen Sie
sich in ca. 1 m Abstand vor eine Kerze, deren Flamme auf Augenhöhe
brennt. Achten Sie darauf, dass kein Luftzug die Flamme zum Flackern
bringt und sorgen Sie dafür, dass Sie bequem und entspannt aufrecht
sitzen. Schließen Sie zunächst die Augen. Warten Sie ab, bis sich Ihre
Aufmerksamkeit im Innenraum Ihres Körpers ausgebreitet hat. Spüren Sie
einfach Ihre Befindlichkeit und nehmen Sie diese so wahr, wie sie ist.

Entspannen Sie sich und beobachten Sie Ihren Atem. Jetzt konzentrieren Sie sich auf Ihr Herzchakra. Spüren Sie das Zentrum Ihres Brustraumes und stellen Sie sich eine Verbindungslinie zur Kerzenflamme vor. Stellen Sie sich vor, wie Sie mit Ihrem Herzen die Wärme und das Licht der Kerzenflamme wahrnehmen können. Dann öffnen Sie langsam die Augen, ohne die Verbindung zwischen Herz und Flamme aufzugeben. Stellen Sie sich vor, es sei Ihr Herz, welches durch Ihre Augen die Flamme wahrnimmt. Versuchen Sie nach und nach, die Flamme mit Ihrem ganzen Körper zu „sehen". Dabei ist es hilfreich, den Akt des Schauens mehr aufnehmend als aktiv anzugehen. Der ganze Körper bleibt dabei aufrecht und entspannt. Versuchen Sie, nicht zu blinzeln. Halten Sie die Augen bei der ersten Runde ca. 1 Minute geöffnet. Entspannen Sie dann Ihre Augäpfel bei geschlossenen Augen, wobei Sie die Handinnenflächen auf die Augen legen, und kehren Sie zurück zur Atembeobachtung. Bleiben Sie mit Ihrem inneren Auge bei der Spiegelung der Flamme auf Ihrer Netzhaut. Sobald das Bild verschwindet, beginnen Sie die zweite Runde mit derselben Vorbereitung und halten die Augen nun ca. 2 Minuten geöffnet. Die dritte Runde dauert drei Minuten – mit jeweiliger anschließender Entspannung. In der Entspannungsphase können Sie zusätzlich die Handinnenflächen aneinander warm reiben, um sie dann erst auf die Augen zu legen.

Wirkung: Diese Übung reinigt die Augen und verleiht ihnen einen inneren Glanz. Sie bringt die Gedanken zur Ruhe und harmonisiert das Nervensystem.

Bitte beachten: Für Epileptiker ist diese Übung ungeeignet.

Meditation mit Inhalt

Sie können über einen Gegenstand, eine Qualität, eine Kerzenflamme usw. meditieren. Setzen Sie sich so aufrecht und dabei so entspannt wie möglich hin und richten Sie Ihre Aufmerksamkeit auf das Meditationsobjekt. Versuchen Sie, den jeweiligen Inhalt mit Ihrem ganzen Sein zu erfassen. Spüren Sie sich, Ihren Atem und nehmen Sie zugleich das Meditationsobjekt aufmerksam wahr. Wenn Sie mit geöffneten Augen meditieren, vermeiden Sie einen zielgerichteten Blick, sondern versuchen Sie vielmehr, „mit Ihrem ganzen Körper zu sehen". Dies setzt ein gesundes Körperbewusstsein voraus, das Sie durch die Asanapraxis entwickeln. Versuchen Sie, sich weniger zu konzentrieren als sich mit Ihrem kompletten Wahrnehmungsvermögen zu öffnen. Konzentration allein reicht nicht aus.

Meditation auf eine Mantra

Diese Technik nennt sich „Mantra Japa". Ein Mantra, welches traditionell vom Lehrer an den Schüler weitergegeben wird, wird im Geiste oder aber laut wiederholt. Beim hörbaren Rezitieren können Gefühle transformiert werden, indem Sie das Mantra als Reinigungskanal für blockierte Emotionen nutzen. Konzentrieren Sie sich dabei auf Ihr Herzchakra oder auf einen Bereich Ihres Körpers, der Ihre Aufmerksamkeit auf sich zieht. Bringen Sie die dort wahrnehmbaren Empfindungen durch die sich stets wiederholenden Worte zum Ausdruck und beobachten Sie, wie die Energie beginnt, durch Sie hindurch zufließen und Sie zu reinigen. Hören Sie mit der Rezitation erst auf, wenn sich ihre Gefühle beruhigt haben. Lassen Sie sich von Ihrem inneren Gefühl leiten und vertrauen Sie auf Ihre Selbstheilungskräfte und Ihren inneren Führer. Der Vorteil von Mantra Japa im Geiste ist, dass Sie diese Methode immer und überall anwenden können.

Transzendentale Meditation (TM)

Die im Hinblick auf ihre Wirkungen mit über 500 Studien am besten untersuchte Meditationstechnik ist die Transzendentale Meditation (TM). Sie wurde von Maharishi Mahesh Yogi weltweit eingeführt und wird durch speziell ausgebildete TM-Lehrer weitervermittelt. Diese Technik ermöglicht das Eintauchen in tiefe Bereiche des Bewusstseins, die als ruhevolle Wachheit, völlige Stille oder reine unbegrenzte Bewusstheit erlebt werden.

Meditation auf den Körper

Eine der ältesten Meditationen, die beim Körper beginnt, ist die sehr bekannte Vipassana Meditation. Sie reicht auf Buddha zurück und wird von speziell darauf spezialisierten Meditationszentren unterrichtet. Der Meditierende beginnt damit, den Atemstrom an der Nase zu beobachten und geht dann dazu über, den Körper stets aufs Neue im Geiste zu „scannen" und die verschiedenen Empfindungen wahrzunehmen, ohne daran haften zu bleiben oder sie abzulehnen. Dabei entsinnt er sich stets aufs Neue der Vergänglichkeit aller Empfindungen.

Meditation auf die Chakren

Im Kundalini Yoga finden Sie die Chakren als Meditationsobjekte. Sie können Ihr Bewusstsein auf einzelne Chakren (vorzugsweise Herz- oder Stirnchakra) oder auf die Verbindung mehrere / aller Chakren richten (Chakrenkreislauf).

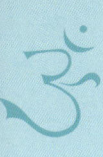

Chakrenkreislaufmeditation:

Spüren Sie Ihr drittes Chakra (Bauchzentrum) an der Vorderseite des Körpers. Gehen Sie nun im Geiste die Wirbelsäule hinunter zum zweiten Chakra (Sakralzentrum) und von da aus weiter zum ersten Chakra (Wurzelzentrum). Führen Sie nun den Geist vom Wurzelzentrum aus an der Rückseite der Wirbelsäule hoch zum zweiten Chakra (Sakralzentrum) und von da aus wieder zum dritten Chakra (Bauchzentrum). Vollenden Sie den Kreislauf an der Rückseite des Körpers bis zum siebten Chakra (Scheitelpunkt)) und führen Sie dann die Aufmerksamkeit über das sechste Chakra (Stirnzentrum), zum fünften Chakra (Kehlkopfzentrum), zum vierten Chakra (Herzzentrum) und zurück zum Ausgangspunkt dem dritten Chakra (Bauchzentrum). Wiederholen Sie diese Visualisation einige Male und verweilen Sie am Schluss noch einige Zeit im Herz-oder Stirnchakra.

„Meditation ist die totale Freisetzung von Energie. Meditation ist das Wirken der Stille. Meditation ist das Überschreiten von Zeit. Meditation ist das Wirken von Liebe."
(Krishnamurti)

Meditation auf den Atem

Beobachten Sie Ihren Atem und wenn Sie bemerken, dass Sie gedanklich abgeschweift sind, kehren Sie wieder zur Beobachtung des Atems zurück.

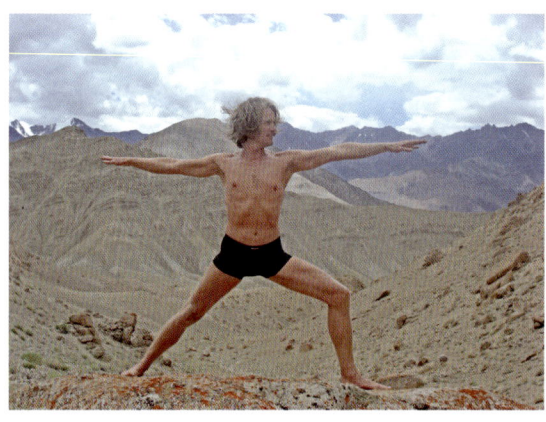

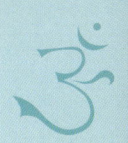

Entspannungstraining und Pranayamatechniken

Wer wünscht sich nicht einen Weg zur Entspannung und inneren Gelassenheit, von Zeit zu Zeit eine Reise zum eigenen Ich, einen „Termin nur mit sich selbst". Entspannungstraining (wir wählen hier

*„Genieße dein Leben und sei glücklich. Sei unter allen Umständen glücklich, auch wenn du ein bisschen nachhelfen musst."
(Maharishi Mahesh Yogi)*

den Begriff „Training", um auch die Regelmäßigkeit der Durchführung zu betonen) dient der Regeneration und als Stressschild gegen körperliche und geistige Belastungen, negative Emotionen und Erregungen. Ein zentrales Ziel von Entspannungsverfahren ist das Lösen von Spannungszuständen und die Herstellung eines angenehmen körperlichen und geistigen Gefühls der Ruhe und Entspannung. Auch der Abbau von Ängsten, eine positive Beeinflussung psychosomatischer Beschwerden sowie eine Verbesserung der Lebensqualität durch Entspannungstraining können als gesichert angesehen werden. Die speziellen Techniken im Yoga selbst gehen aber über die genannten Entspannungsziele hinaus. Letztlich geht es auch um das Finden des eigenen Weges, die innere Mitte und um die Einheit der individuellen Seele mit der höchsten Seele.

Bei vielen Entspannungsmethoden und vor allem im Yoga steht die Atmung im Mittelpunkt. Bereits die Konzentration auf eine ruhige, gleichmäßige Bauchatmung (das bewusste Erleben und Wahrnehmen des Atmens) zieht viele positive Entspannungseffekte nach sich. Die Atmung hängt auch von der Geisteshaltung ab. Sind Sie ärgerlich oder ängstlich, werden Sie flach, schnell und unregelmäßig atmen. Wenn Sie jedoch entspannt oder tief in Gedanken versunken sind, verlangsamt sich Ihre Atmung.

Führen Sie doch einmal folgendes kleines Experiment durch:

Halten Sie für einen Augenblick inne und lauschen Sie konzentriert dem leisesten Geräusch im Raum, in dem Sie sich befinden.
Sie werden festgestellt haben, dass sich durch die Konzentration Ihre Atmung verlangsamt hat oder Sie kurzzeitig sogar gar nicht geatmet haben.

Da sich also der Geisteszustand in der Atmung widerspiegelt, sollte es auch möglich sein, durch Atemkontrolle den Geist zu kontrollieren.

In diesem Kapitel beschreiben wir Entspannungs- und einfache Pranayama-techniken, die auch ohne Lehrer mit Hilfe des Buches für jeden Einzelnen leicht umsetzbar und erlernbar sind und zu vielfältigen positiven Effekten führen. Sie können dabei anfangs das Buch aufgeschlagen lassen, bis Sie die Technik verinnerlicht haben.

Bevor Sie ein Entspannungstraining beginnen, sollten Sie einige grund-sätzliche Empfehlungen beachten, die für alle Techniken gelten.

- *Achten Sie immer darauf, dass Sie genügend Zeit für die Entspannung haben, mindestens 5 Minuten. Unter Zeitdruck ist ein Entspannungstraining beeinträchtigt.*
- *Führen Sie das Entspannungstraining nicht mit vollem Magen durch.*
- *Wählen Sie einen ruhigen Ort („Insel der Stille") mit einer angenehmen Temperatur. Die Entspannung ist erschwert, wenn es zu kühl für Sie ist (keine Zugluft).*
- *Nehmen Sie eine bequeme Körperlage ein. In der Regel ist dies der Schneidersitz oder Yogasitz oder die Rückenlage, wo-bei hier die Fußspitzen locker nach außen fallen. Die Arme liegen neben dem Körper, Daumen und Handinnenflächen zeigen nach oben. Sie können auch Nacken und Beine unter-polstern.*
- *Lösen Sie einengende Kleidungsstücke und legen Sie Gürtel oder Brille ab.*
- *Schließen Sie Ihre Augen.*
- *Atmen Sie in den Bauch (die Bauchdecke hebt und senkt sich).*
- *Beachten Sie Störfaktoren von außen nicht. Die Geräusche werden zwar wahrgenommen, sie stören jedoch nicht. („Die Geräusche gehen in ein Ohr hinein und aus dem anderen Ohr wieder heraus.").*

- *Die Entspannung wird oft mit dem „Zurücknehmen" beendet. Ballen Sie hierzu am Ende der Entspannung wiederholt die Hände zur Faust, beugen und strecken Sie die Arme und räkeln und strecken Sie sich. Atmen Sie dabei tief ein und aus und öffnen Sie dann langsam die Augen. Das „Zurücknehmen" wird durchgeführt, um den Kreislauf vor dem Wiedereintritt in den Alltag wieder etwas stärker zu aktivieren.*

Während der Entspannung können Sie verschiedene Effekte unmittelbar wahrnehmen. Gehen Sie aber nicht mit einer speziellen Erwartung in die Entspannung, bleiben Sie gelassen.

Mögliche körperliche Effekte während der Entspannung:

- Abnahme der Herzfrequenz
- Abnahme der Atemfrequenz
- vergrößerte Atemtiefe
- Verringerung der Muskelspannung (Tonus)
- Schwere- oder Wärmeempfindungen in verschiedenen Körperbereichen
- stärkerer Speichelfluss
- Schmerzreduktion
- Wahrnehmung von Licht oder Farben
- Beruhigung des Geistes

Die folgenden Techniken können Sie auch unabhängig von Ihrem Yoga-Programm zwischendurch in Ihren Tagesablauf integrieren. Probieren Sie verschiedene Verfahren aus und wählen Sie intuitiv und nach subjektivem Erleben die Techniken aus, die Sie regelmäßig ausführen möchten.

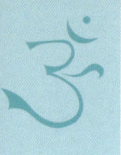

Lenkung der Aufmerksamkeit

Bei den meisten Entspannungstechniken wird die Aufmerksamkeit nach innen gelenkt. Beim Erlernen von Entspannungsverfahren ist daher ein zusätzliches Training zur Zentrierung der Aufmerksamkeit sinnvoll. Bei der folgenden Übung kommt es zu einer bewussten Lenkung der Aufmerksamkeit, einmal nach außen (was kann ich hören?), anschließend nach innen (was geht in meinem Körper vor?), dann wieder nach außen usw. Wenn Sie die Übungshinweise gelesen haben, führen Sie die Übung bitte mit geschlossenen Augen durch.

„Man kann nichts ohne Aufmerksamkeit lernen. Und Aufmerksamkeit erfordert Ruhe und Freisein von Zerstreuung." (Patañjali)

Pendelübung für die Lenkung der Aufmerksamkeit im Liegen oder Sitzen

1. Achten Sie zunächst auf die Geräusche, die Sie hören können. Versuchen Sie, nur die Geräusche wahrzunehmen. Sie können sich auch das deutlichste der verschiedenen Geräusche auswählen und sich eine Weile darauf konzentrieren. Wenn der Geist abschweift, führen Sie ihn wieder zu dem Laut. Anschließend können Sie versuchen, ein leiseres Geräusch wahrzunehmen. Konzentrieren Sie sich für ca. 1 – 2 Minuten auf die Geräusche.
2. Jetzt wechseln Sie mit Ihrer Aufmerksamkeit. Achten Sie nun immer nur auf die Vorgänge in Ihrem Körper (im eigenen Leib), zum Beispiel die Mitbewegung des Bauches beim Atmen oder Wärmeempfindungen in Händen und Füßen (ca. 1 – 2 Minuten). Beobachten Sie in Gedanken nur Ihren Körper.
3. Jetzt konzentrieren Sie sich wieder für 1 – 2 Minuten auf die Geräusche, die Sie wahrnehmen können.
4. Anschließend lenken Sie noch einmal für 1 – 2 Minuten die Aufmerksamkeit auf Ihren Körper.

Beim Erlernen von Entspannungstechniken ist es hilfreich, Gedanken bewusst stoppen und die Konzentration auf die Bereiche (z. B. Atmung) fokussieren zu können, die bei dem entsprechenden Entspannungsverfahren relevant sind. Sie können die Übungen zur Lenkung der Aufmerksamkeit sowohl zu Beginn des Entspannungstrainings, als auch unabhängig davon zwischendurch durchführen.

Eigenpulsfühlen (Nadi Vigyan)

In der Ayurveda-Medizin besitzt die Pulsdiagnose eine lange Tradition. Das Eigenpulsfühlen stellt eine wertvolle Methode dar, um einen „Selbstrückbezug" herzustellen. Der Körper soll damit ins Gleichgewicht gebracht und eine Harmonisierung der eigenen Physiologie erreicht werden. Die Aufmerksamkeit beim Eigenpulsfühlen kann die selbst regulierenden Kräfte des Körpers mobilisieren.

Der Puls spiegelt die Gesamtsumme unseres körperlichen und geistigen Zustands wider. Das Eigenpulsfühlen und die Lenkung der Aufmerksamkeit auf den Puls stellen bereits für sich ein regulierendes Element dar, was nicht nur die Körperwahrnehmung verbessert, sondern die gesamte Physiologie positiv beeinflusst. Die Selbstrückbezogenheit schließt eine Wechselwirkung von Körper und Geist mit ein.

Technik
Als Frau umgreifen Sie mit der rechten Hand das linke Handgelenk von unten, als Mann mit der linken Hand das rechte Handgelenk. Tasten Sie mit dem Zeigefinger den kleinen knöchernen Hügel an der Daumenseite des Handgelenks. Unmittelbar daneben befindet sich eine Grube, in der Sie die Handarterie tasten können. Legen Sie den Zeigefinger in diese Grube und Mittel- und Ringfinger direkt daneben, ebenfalls auf die Handarterie.

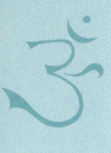

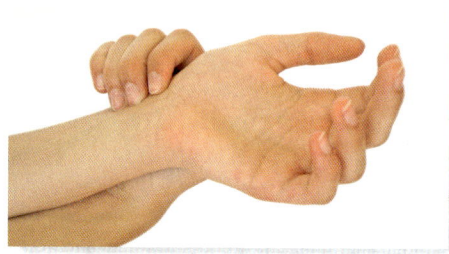

Technik bei Frauen.

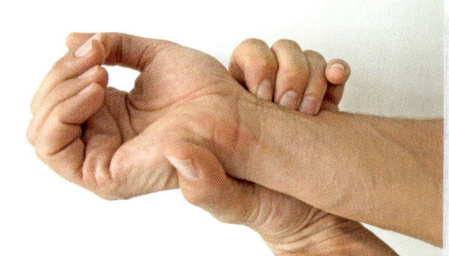

Technik bei Männern.

Die Finger werden 90° von oben aufgesetzt. Üben Sie nun einen gleichmäßigen Druck mit den Fingerkuppen der drei Finger aus. Drücken Sie nur so stark, dass Sie den Puls fühlen können. Wenn Sie das Eigenpulsfühlen regelmäßig durchführen, werden Sie feststellen, dass sich der Puls je nach Situation etwas anders anfühlt. Der Puls liefert Ihnen Informationen über Ihren Geist-Körper-Zustand, d. h. ob ein Gleichgewicht oder eher ein Ungleichgewicht im Körper vorliegt. Versuchen Sie aber nicht, etwas Bestimmtes zu fühlen. Ein ausgewogener Puls

- fühlt sich gut an
- ist gleichmäßig (bei der Ausatmung wird er etwas langsamer)
- ist sanft und harmonisch
- ist klar und lebendig
- ist stark und integriert
- bringt die Empfindung der Ganzheit zur Geltung
- der Pulsschlag unter den 3 Fingerkuppen wird eher als ein einziger Impuls wahrgenommen.

Mit zunehmender Geist-Körper-Entspannung wird auch der Puls klarer, voller, langsamer und integrierter.
In fortgeschrittenerem Stadium können auch die Qualitäten der 3 Doshas Vata, Pitta und Kapha ertastet werden, die aus ayurvedischer Sicht die körperlich-geistigen Vorgänge des Organismus steuern. Vata ist das aus den beiden Elementen Raum und Luft entstandene Dosha. Es ist vor allem für alle Bewegungsabläufe verantwortlich und regelt die Aktivität des Geistes und der Sinnesorgane. Pitta, das aus dem Feuer abgeleitete Element, ist für den Stoffwechsel, den Wärmehaushalt, aber auch für einen

energievollen Intellekt zuständig. Das aus den beiden Elementen Wasser und Erde abgeleitete Dosha ist Kapha. Kapha steht vornehmlich für den Zusammenhalt und die Stabilität der Körperstrukturen. Der in der Pulsdiagnose ausgebildete ayurvedische Arzt kann somit mittels des Pulsfühlens die Schwingungen der Organe analysieren und etwaige Dysbalancen feststellen. Für diese Art des Pulsfühlens ist jedoch eine persönliche Anleitung oder Ausbildung erforderlich.

Die hier dargestellten Informationen sind nur für das intellektuelle Verständnis gedacht. Wichtig ist das Pulsfühlen selbst, wie wir es eben beschrieben haben. Allein hierdurch kann schon die Ausgewogenheit der Doshas verbessert werden. Es reicht, wenn Sie den Puls ein bis zwei Minuten, am besten mehrmals täglich, in dieser Weise fühlen.

Yoga Nidra

Yoga Nidra ist eine Methode der Tiefenentspannung, die von Swami Satyananda aufgegriffen, westlichen Bedürfnissen angepasst und wissenschaftlich untersucht worden ist. Yoga Nidra kann mit „bewusster Schlaf" oder „der Schlaf des Yogi" übersetzt werden. Diese Übungsmethode aktiviert das parasympathische Nervensystem und verfolgt das Ziel, bei vollem Bewusstsein körperlich, mental und emotional völlig zu entspannen. In der Folge ist es so, dass sich das Bewusstsein verfeinert und ausdehnt.
Die Ausgangsposition ist Savasana, die Entspannungslage. Der Übende kommt zur Ruhe und wird angeleitet, seine Aufmerksamkeit nach innen zu lenken. Durch die Beobachtung des Atems kommt der Geist allmählich zur Ruhe. Nun wird ein Sankalpa, d. h. eine positive Suggestion, ein Vorsatz, im Geiste gesprochen. Dann lenkt der Übende seine Wahrnehmung auf die in fester Abfolge genannten Körperteile. Die Körperreise verläuft von der rechten Hand über die rechte Körperseite bis zum rechten Fuß und dann von der linken Hand über die linke Körperseite zum linken Fuß. Dann erfolgt eine Wahrnehmung über die Rückseite des Körpers und über die Vorderseite – jeweils von oben nach unten und zuletzt zu den Kontaktflächen des Körpers mit dem Boden. Vor der abschließenden Rückführung in den normalen Bewusstseinszustand wird nochmals das Sankalpa (positive Suggestion) wiederholt.

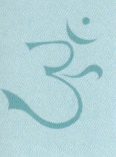

Einfache Atementspannung

- Ich richte meine Aufmerksamkeit auf eine ruhige, gleichmäßige Bauchatmung.
- Mein Atem fließt gleichmäßig durch den Körper.
- Mit jeder Ausatmung entspanne ich noch tiefer, ich lasse noch mehr los.
- Die Gedanken ziehen vorbei wie Wolken am Himmel (Gedanken fallen lassen).
- Mein Gesicht ist ganz entspannt und gelöst, meine Stirn ist glatt, meine Wangen sind glatt, meine Kopfhaut ist entspannt.
- Alle Anspannung, die vielleicht noch im Gesicht ist, fließt ab, hin zum Boden.
- Mein Kopf ist klar und frei.
- Mit jeder Ausatmung sinke ich immer tiefer.
- Ich bin vollkommen ruhig, entspannt und gelassen.
- Ich gebe mich dem Gefühl der Ruhe hin.

Beenden Sie die Entspannung durch „Zurücknehmen" (Hände wiederholt zu Fäusten ballen usw.).

Variation/Ergänzung: Versuchen Sie zwischendurch die Ausatemluft in angespannte Körperteile „fließen zu lassen". Stellen Sie sich dabei vor, dass Sie in das entsprechende Körperareal ausatmen.

Psychohygiene-Atmung (Atementspannung)

Neben einfachen Formen der Entspannung werden häufig auch spezielle Atemtechniken zur Entspannung und Stressbewältigung eingesetzt.
Für die leicht und schnell zu erlernende Psychohygiene-Atmung führen Sie zunächst bitte kurz folgende Beobachtungsaufgabe durch:

Setzen Sie sich bequem hin oder legen sie sich auf den Rücken. Beobachten Sie nun Ihre Atmung, ohne aktiv einzugreifen, und beantworten Sie sich folgende Fragen:

1. Atme ich durch die Nase oder den Mund?
2. Atme ich in die Brust oder in den Bauch? (Sie können hierzu eine Hand auf den Bauch und eine Hand auf die Brust legen, um zu sehen, wo die Hauptatembewegung stattfindet.)
3. Wie oft atme ich pro Minute? (Benutzen Sie hierzu eine Uhr. Als ein Atemzug gilt eine Ein- und Ausatmung.)
4. Ist die Ausatmung oder die Einatmung länger?
5. Gibt es im Anschluss an die Ein- oder Ausatmung eine Atempause?

Vergleichen Sie nun Ihre Antworten mit der **Technik der Psychohygiene-Atmung,** für die folgende Merkmale gelten:

Atemweg:	Es wird durch die Nase ein- und ausgeatmet (sofern möglich) – sollte eine Verstopfung der Nase vorliegen, können Sie auch durch den Mund atmen.
Atembewegung:	Es wird eine Bauchatmung durchgeführt.
Atemrhythmus:	Die Ausatmung ist länger als die Einatmung. Es folgt eine deutliche Atempause nach der Ausatmung. Der Übergang von Einatmung und Ausatmung ist fließend.

Beim Vergleich Ihrer natürlichen Atmung mit der Psychohygiene-Atmung werden Sie festgestellt haben, dass Sie schon automatisch die meisten oder sogar alle Technikmerkmale der Atmung richtig durchführen. Sollen Sie bei ein oder zwei Punkten anders geatmet haben, dann legen Sie hier während der Entspannung einen Beobachtungsschwerpunkt.

Jetzt beginnen wir mit der eigentlichen Technik, die darin besteht, die Ausatemphase auf ganz sanfte Weise ein kleines Bisschen zu verlängern. Beginnen Sie die Atementspannung mit einer vertieften Ausatmung. Danach warten Sie ab, bis die Einatmung von alleine einsetzt. Versuchen Sie dann, die Ausatmung ganz sanft zu verzögern, also etwas zu verlängern, den Atem im Bauchraum zu spüren. Es reicht, wenn Sie zunächst z. B. nur einen Atemzug pro Minute weniger durchführen als in der normalen Ruhephase. In die Einatmung greifen Sie nicht bewusst ein, lassen Sie sie einfach geschehen. Sollte die Einatmung sich unbewusst verändern, so

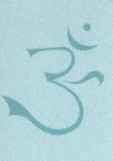
ist das in Ordnung. Bei der Verlängerung der Ausatmung, sollten Sie nicht versuchen, etwas zu erzwingen. Der im Yoga auch als „langhana" bezeichnete Rhythmus verlängert die Ausatmung und bevorzugt das Anhalten des Atems in der Atemleere.

Beim Erlernen der Methode können Sie zur Erleichterung für die verlängerte Ausatmung folgende Möglichkeiten nutzen:

- Zählen Sie bei der Ein- und Ausatmung in Gedanken mit (zählen Sie bei der Ausatmung deutlich länger),
- oder stellen Sie sich vor, Sie sitzen vor einer brennenden Kerze, wobei Sie so sanft ausatmen, dass Sie die Kerze nicht ausblasen,
- oder stellen Sie sich vor, Sie liegen auf einer Luftmatratze im warmen Meerwasser, die Welle kommt und spült Sie sanft nach oben (Einatmung); dann fließt die Welle ganz, ganz langsam wieder ab und trägt Sie wieder nach unten ins Wellental (Ausatmung).

Als Übungsdauer reichen anfangs ca. 5 bis 10 Minuten. Sie können diese Technik sowohl im Liegen als auch im Sitzen durchführen.

Prānāyāma und Wechselatmung (Anuloma Viloma)

Prānāyāma wird allgemein als Atemkontrolle oder Atembeherrschung definiert. „**Prana**" bedeutet Atem, aber auch Lebensenergie oder Lebenskraft. Ihr chinesisches Äquivalent ist das Chi. Über die Beherrschung von Prana lässt sich auch der Geist beherrschen.
Das Wort „**yāma**" bedeutet Kontrolle, das Wort „**āyāma**" wird als Erweiterung oder Ausdehnung beschrieben. In diesem Sinne bedeutet Prānāyāma nicht nur die Atemkonrolle, sondern die Ausdehnung von Prānā oder der Lebensenergie. Prānāyāma stabilisiert den Atem, beruhigt den Geist und hilft Ihnen, innerlich zur Ruhe zu kommen. Da der Geist und die Atmung eng miteinander verbunden sind, stellt das Prānāyāma eine sehr gute Vorbereitung und Einstimmung auf eine sich anschließende

„Pranayama ist die Verbindung zwischen geistiger und körperlicher Disziplin. Obwohl der Vorgang physisch ist, bewirkt er, daß der Geist ruhig, klar und unbewegt wird."
(Iyengar)

Meditation dar. Die Technik des Prānāyāma beginnt mit der richtigen Kontrolle des Zwerchfells und der Muskeln der Atemorgane, wodurch sich die Lungen optimal ausdehnen und viel Prana aufnehmen können.

Die verschiedenen Prānāyāma-Techniken können somit als Methode verstanden werden, die Lebenskraft zu aktivieren und zu regulieren, Blockaden zu lösen und ein höheres Energieniveau zu erlangen. Sie schaffen einen Ausgleich zwischen linker und rechter Gehirnhälfte, harmonisieren das Nervensystem und koordinieren so die unterschiedlichen Funktionen von Körper und Geist. Auch viele Yogahaltungen und Bewegungsfolgen lenken die Aufmerksamkeit auf den Wechsel von der linken Seite des Körpers zur rechten *(z. B. die Dreiecke oder Gleichgewichtshaltungen auf einem Bein).*

Beachten Sie bitte folgende spezifische Yoga-Atemregeln:

- *atmen Sie möglichst immer durch die Nase ein und aus*
- *verlangsamen Sie Ihre Atmung*
- *atmen Sie in den Bauch*
- *atmen Sie gleichmäßig*
- *verbringen Sie möglichst viel Zeit an frischer Luft*

Normalerweise sollten die Prānāyāma-Techniken von einem erfahrenen und kompetenten Lehrer vermittelt werden. Die folgende Übung ist jedoch als Einstieg sehr einfach und kann daher auch ohne große Schwierigkeiten selbst aus dem Buch übernommen werden. Zum Erlernen beträgt die Übungszeit zunächst ein bis zwei Minuten und kann später auf fünf Minuten erweitert werden.

Mit der Aufmerksamkeit auf der Atmung und ihrer Verinnerlichung breitet sich Ruhe aus.

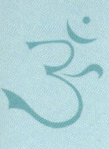

Wechselatmung (Anuloma Viloma)

1. Setzen Sie sich bequem auf einen Stuhl, so dass Sie mit geradem Rücken aufrecht sitzen können. Um die Atmung nicht zu beeinträchtigen, sollten Sie sich bei der Durchführung des Pranayama möglichst nicht zurücklehnen. Schließen Sie dann die Augen und lassen Sie Ihren Geist zur Ruhe kommen.
2. Wenn Sie ein wenig zur Ruhe gekommen sind, legen Sie den Daumen Ihrer rechten Hand an das rechte Nasenloch und den Ringfinger an das linke Nasenloch.
3. Verschließen Sie mit dem Daumen zuerst die rechte Nasenöffnung und atmen Sie durch die linke Nasenöffnung aus. Anschließend atmen Sie leicht durch die linke Nasenöffnung ein (siehe Bild).
4. Jetzt verschließen Sie die linke Nasenöffnung mit dem Ringfinger der gleichen Hand und atmen Sie rechts aus (siehe Bild). Danach atmen Sie durch die rechte Nasenöffnung wieder ein. Die Einatmung sollte genauso lange dauern wie die Ausatmung (4–5 Sekunden).

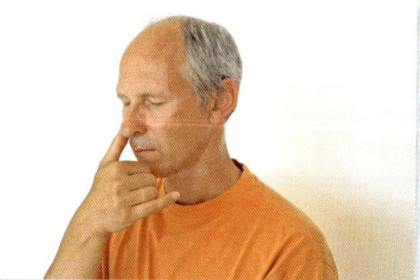 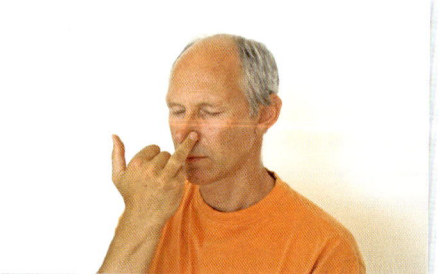

5. Atmen Sie auf diese Weise ein bis fünf Minuten im Wechsel. Atmen Sie natürlich und versuchen Sie nicht, weiter bewusst in die Atmung einzugreifen. Lassen Sie den Atem von alleine kommen und gehen. Die Atmung ist dabei tief und lautlos. Sie haben das Gefühl, nicht mehr nur Luft, sondern die Energie einzuatmen. Wenn es Mühe macht, den rechten Arm zu halten, kann dieser mit der linken Hand unterstützt werden (siehe Bild).

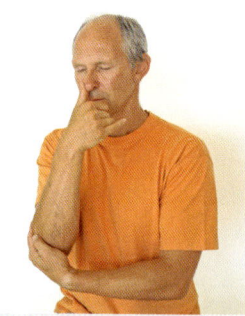

6. Beenden Sie die Atemübung, indem Sie links noch einmal einatmen und dann durch beide Nasenlöcher ausatmen. Danach bleiben Sie noch ein bis zwei Minuten lang bequem mit geschlossenen Augen sitzen.

Bei dieser Atemübung sollten Sie jede Anstrengung vermeiden. Wenn Sie in der Lernphase zwischenzeitlich kurz das Bedürfnis haben, durch den Mund zu atmen, so ist das in Ordnung. Bei aufkommendem Schwindelgefühl oder keuchendem Atem sollten Sie die Atemübung kurz beenden, bis Sie sich wieder gut und gelassen fühlen.

In der **fortgeschrittenen Variation** wird eine Atemhaltephase eingefügt:

1. Schließen Sie das rechte Nasenloch mit dem Daumen, atmen Sie durch das linke Nasenloch ein.
2. Beide Nasenlöcher schließen, Atem anhalten.
3. Öffnen Sie das rechte Nasenloch und atmen Sie bequem aus.
4. Atmen Sie rechts ein.
5. Schließen Sie wieder beide Nasenlöcher und halten Sie den Atem an.
6. Öffnen Sie nun das linke Nasenloch und atmen Sie links aus.

Wenden Sie die Technik einige Minuten lang an.
Zu Beginn empfehlen wir Anuloma Viloma im Rhythmus 4 : 4 : 4 auszuführen (4 Sekunden einatmen, 4 Sekunden anhalten, 4 Sekunden ausatmen).
Sobald Sie sich mit dieser Atemtechnik sicher fühlen, können Sie die Haltedauer und die Ausatemdauer verlängern (z. B. auf 4 : 8 : 8 oder 4 : 16 : 8).

Ujayi Atmung

Die Ujayi Atmung ist eine Atemtechnik bei der der Ein- und Ausatemvorgang in die Länge gezogen wird. Dies geschieht dadurch, dass während des Atmens die Stimmritze leicht verengt und der Atemstrom verlangsamt wird. Dabei entsteht ein Geräusch, wodurch der Atem noch mehr ins Zentrum der Aufmerksamkeit gerückt wird. Man unterscheidet die sanfte und die tiefe Ujayi Atmung. Bei der tieferen wird kräftiger geatmet, also mehr Sauerstoff aufgenommen. Hierbei erfährt der Körper einerseits eine

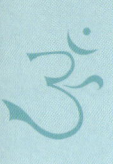

Energiezufuhr, während das Nervensystem zugleich durch die Verlangsamung und die Länge des Atems den Impuls zur Entspannung erhält. Dies ist eine der Techniken, die dazu führt, dass der Übende trotz Anstrengung und trotz gefühlter Spannung in der Asana lernt zu entspannen. Die Ujayi Atmung führt den Übenden in den Körper und darüber hinaus. Der sanften Version der Ujayi Atmung liegt der natürliche bzw. normale Atem zugrunde. Sie kann bei Schlafstörungen auch als Einschlafhilfe angewandt werden.

Volle Yogaatmung

Bei der vollen Yogaatmung wird sehr tief geatmet und es werden nacheinander Bauch, Rippenbögen und die Schlüsselbeine in den Atemvorgang eingebunden. Die gesamte Lungenkapazität wird möglichst ausgeschöpft. Bei der Einatmung dehnen sich die unteren Lungenteile nach unten hin aus, dann schiebt sich das Zwerchfell nach unten und die Bauchdecke hebt sich. Die mittleren und oberen Teile der Lunge werden nun besser belüftet, weil sich der Brustkorb nach oben und zu den Seiten hin weitet. Zu Beginn der Ausatmung lassen Sie den Brustkorb entspannt zurücksinken, anschließend entleeren sich die unteren Teile der Lunge und die Bauchdecke sinkt wieder ab. Versuchen Sie, mit zunehmender Übungsdauer in eine natürliche, weiche und flüssige Atembewegung zu kommen. Üben Sie die volle Yogaatmung 10 Atemzüge lang und erhöhen Sie allmählich auf 20 Atemzüge.

Brahmari (Biene)

Setzen Sie sich möglichst entspannt und mit aufrechter Wirbelsäule auf einen Stuhl oder ein Meditationskissen. Stellen Sie Ihren Atem um auf die volle Yoga-Atmung. Atmen Sie voll und tief ein und erzeugen Sie beim Ausatmen mit geschlossenem Mund einen möglichst lang anhaltenden Summton wie eine Biene. Lenken Sie mit Ihrem Geist den Atem und die Vibrationen zu den einzelnen Chakren.
Diese Übung vertieft den Atem, reinigt die Kehle, massiert den Körper sanft von innen und stimuliert die Chakren.

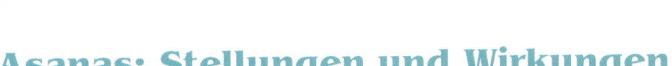

Asanas: Stellungen und Wirkungen

„Eine Asana ist mehr als eine Körperübung" (Heinz Grill)

Die unterschiedlichen Asanas lassen sich in Gruppen verwandter Stellungen einordnen, wobei die Systematisierung in den einzelnen Yoga-Linien Unterschiede aufweisen kann. Wir haben hier die Systematisierung nach der Bewegung der Wirbelsäule gewählt, da dieses System leicht nachzuvollziehen ist.

Asanagruppen:

 Stehpositionen:

Die Stehübungen verhelfen dem Körper zu mehr Stabilität und baer gerader Aufrichtung und wirken belebend auf den Organismus. Sie stärken in erster Linie die Beinmuskulatur und entwickeln auf der geistigen Ebene Kraft und Durchhaltevermögen. Mitunter ist es hilfreich, die Stehpositionen mit dem Rücken zur Wand einzuüben, um so ein Abweichen aus der vertikalen Körperachse zu vermeiden.

Hinweis:
Bei akuten Kniebeschwerden oder Sprunggelenkverletzungen bitte mit Vorsicht üben oder die Stehpositionen auslassen.

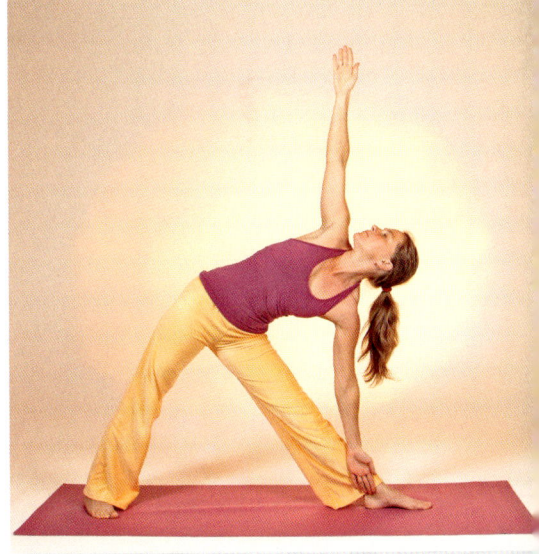

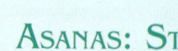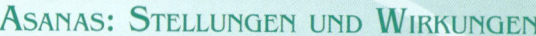

 Gleichgewichtshaltungen:

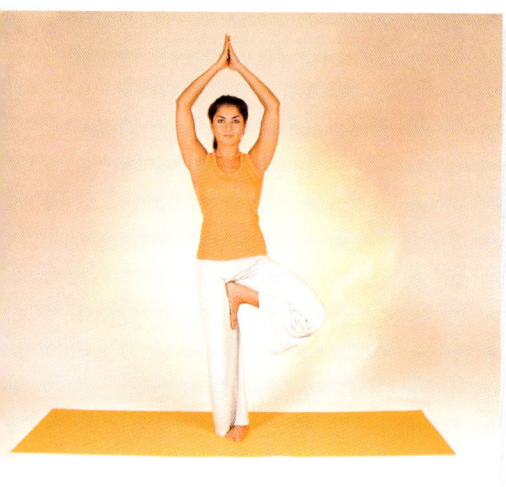

Die Gleichgewichtshaltungen harmonisieren die Körperhälften und korrigieren muskuläre Dysbalancen. Die Feinmotorik wird verbessert und ein Gefühl der Ausgeglichenheit und des „Fest-in-sich-Ruhens" stellt sich ein.

Hinweis: Das Balancegefühl hängt sehr stark von der psychischen Verfassung ab. Es gibt Tage, da stehen Sie mühelos in den Stellungen, an anderen Tagen ist das nicht möglich. Halten Sie Ihren Geist und die Gedanken möglichst ruhig und fixieren Sie einen festen unbeweglichen Punkt.

 Vorwärtsbeugen:

In diesen Stellungen wird die Wirbelsäule nach vorne gebeugt und die Oberschenkelrückseiten werden gedehnt. Die Organe des Bauchraums

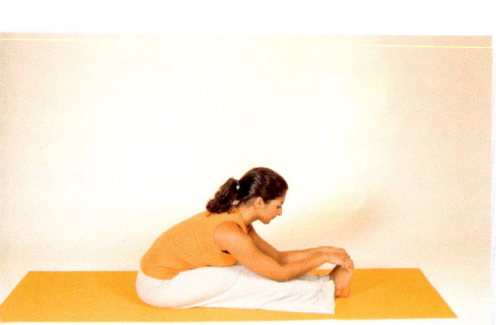

werden durch den Druck massiert und zur Tätigkeit angeregt. Auf der geistigen Ebene kann ein Gefühl des Loslassens und der Hingabe entwickelt werden. In diesen Stellungen sollten Sie sich verstärkt auf das Ausatmen konzentrieren und sich von der Schwerkraft nach unten ziehen lassen.

Hinweis: Bei akuten Rückenschmerzen im unteren Rücken sollten Sie die Vorwärtsbeugen nur mit angewinkelten Knien ausführen oder ganz auslassen.

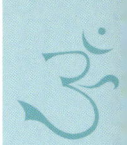

 Rückwärtsbeugen:

In diesen Positionen wird die Wirbelsäule nach hinten gebeugt und die gesamte Rückenmuskulatur gekräftigt. Das Verdauungssystem wird gestärkt und die blutreinigende Funktion der Nieren wird verbessert. Auf der geistigen Ebene verhelfen die Rückwärtsbeugen zu mehr Öffnung und Hingabe und dienen der Visualisierung neuer Ziele.

Hinweis: Bei Herzerkrankungen, hohem Blutdruck und akuten Bandscheibenvorfällen bitte auf die Rückbeugen verzichten.

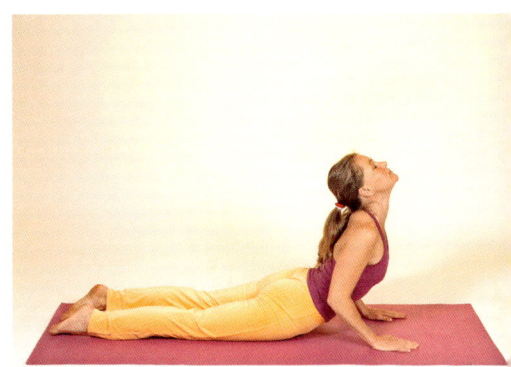

 Seitliche Drehungen:

Die Drehstellungen im Stehen, im Sitzen oder im Liegen bewegen die Wirbelsäule nach rechts und links und haben somit eine dehnende und komprimierende Wirkung vor allem auf die Rückenmuskeln und die Organe im Rumpf. Die Drehpositionen sind besonders Menschen mit einer Skoliose (seitliche Abweichung der Wirbelsäule) zu empfehlen. Auf der geistigen Ebene verhelfen die Drehbewegungen die Weite zu erleben und einen neuen Blickwinkel einzunehmen.

Hinweis: Verzichten Sie während der Schwangerschaft auf lang gehaltenen Drehpositionen. Auch bei akuten Beschwerden im Bauch- oder Magenbereich sollten Sie die Übungen weglassen.

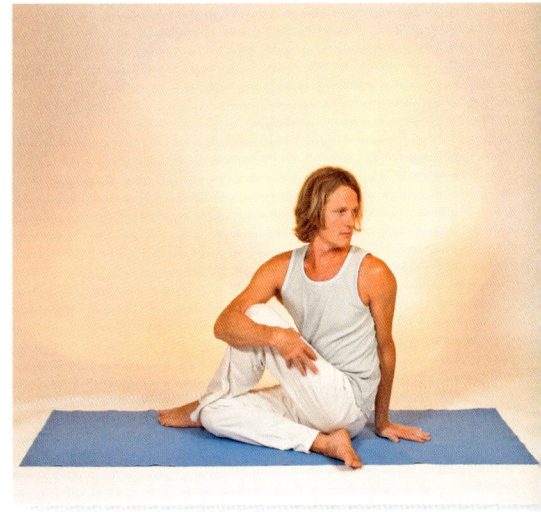

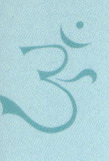 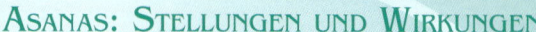

 Umkehrpositionen:

Während der Umkehrstellungen befindet sich der Kopf unterhalb des Herzens. Das Herz wird entlastet und alle Organe im Kopf und Halsraum

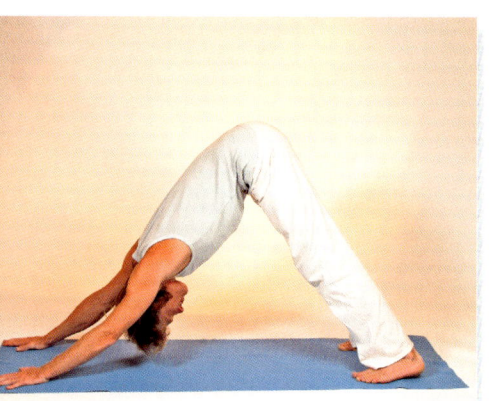

werden besser durchblutet und die Funktion der Drüsen wird verbessert. Auf der geistigen Ebene geben die Umkehrstellungen Mut durch den neuen Blickwinkel.

Hinweis: Führen Sie während der Menstruation möglichst keine oder nur kurz gehaltene Umkehrstellungen durch. Bei hohem Blutdruck, Ohrenleiden oder Netzhautablösung sollten Sie auf die Übungen verzichten. Entfernen Sie bitte vor Übungsbeginn Ihre Kontaktlinsen.

Sitzpositionen:

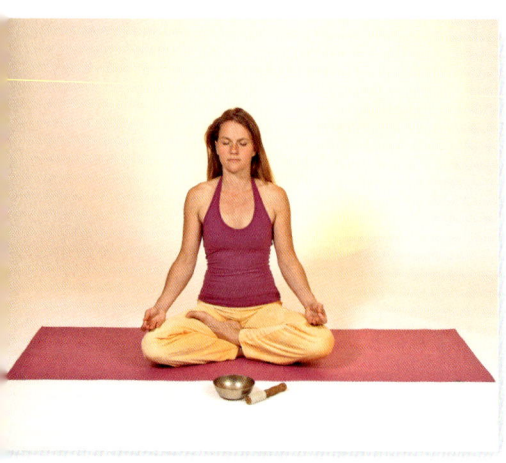

Die Sitzstellungen sollen ein längeres Sitzen in der Meditation und in den Atemübungen vorbereiten. Hilfsmittel wie ein Kissen oder eine Meditationsbank können zur Erleichterung benutzt werden.

Hinweis: Achten Sie bei Knieproblemen auf eine gute Polsterung des Kniegelenks durch eine Decke oder ein Kissen.

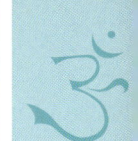

 Entspannungspositionen:

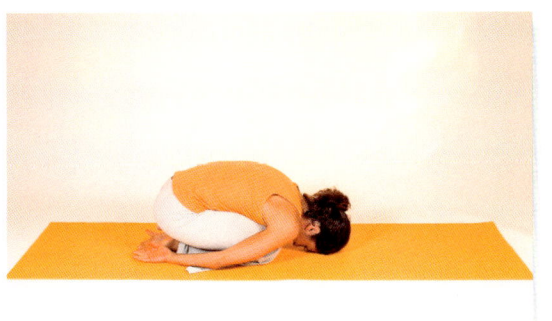
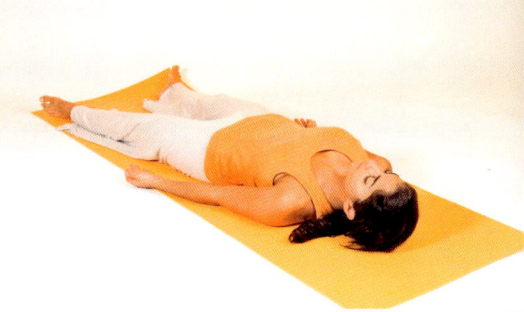

In den Entspannungspositionen zwischen den Stellungen werden die Asanas nachgespürt und der entstandene Pranafluss im Körper wahrgenommen. Bei der Anfangsentspannung wird neben dem körperlichen Innehalten auch das gedankliche Innehalten kultiviert.

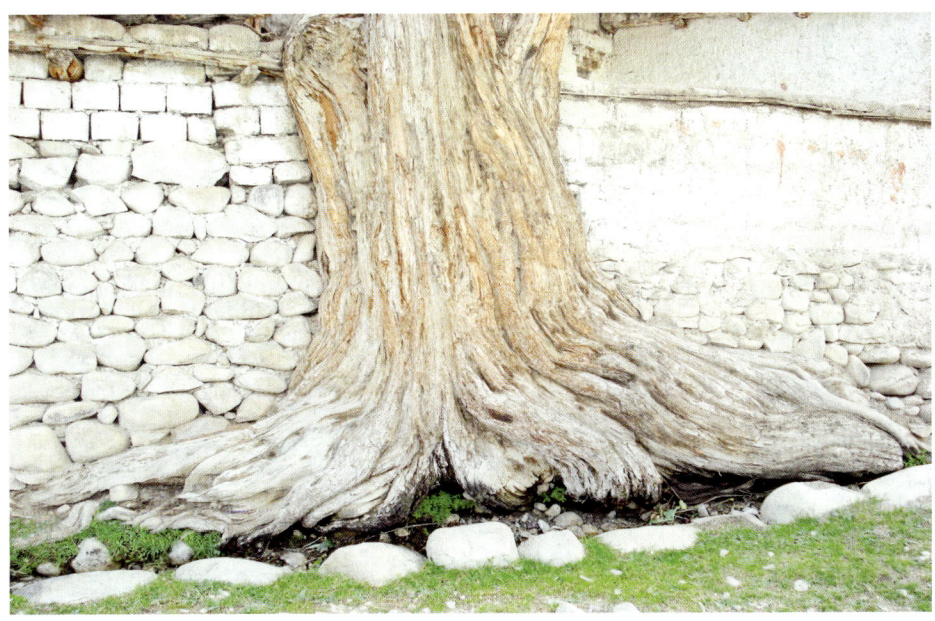

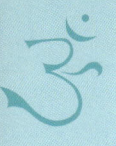

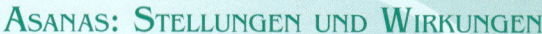

Ausführungsphasen der Asanas:

1. *Einstimmung und Vorbereitung:* Zentrieren Sie Ihren Geist und visualisieren Sie vor Ihrem inneren Auge die nächste Übung.
2. *Einnehmen der Position:* Bauen Sie die Asana Schritt für Schritt den Anweisungen entsprechend auf. Schulen Sie Ihre Konzentration durch eine exakte Körperausrichtung.
3. *Halten der Position:* Verweilen Sie mit meditativem Geist in der Asana und lösen Sie sich von der reinen Körperwahrnehmung. Entspannen Sie in die Asana hinein und bringen Sie mit fortschreitender Übungsdauer Leichtigkeit und Mühelosigkeit in den Ausdruck.
4. *Konzentration und Affirmation:* Während der Haltephase der Asana kann mit Konzentrationspunkten ("Dristis") oder Affirmationen gearbeitet werden. Sie können sich sowohl auf physische Körperteile konzentrieren (z. B. Fußsohlen), als auch auf astrale Körperteile (z. B. Chakren). Eine Affirmation (z. B. "Ich schöpfe Kraft und Zuversicht und strahle Stärke aus") verleiht der Übung eine bereichernde Nuance und lässt die Seelendimension einer Yoga-Übung spürbarer werden.
5. *Auflösen der Position:* Verlassen Sie die Asana genauso bewusst, wie Sie diese aufgebaut haben. Vermeiden Sie hektische Bewegungen und lösen Sie die Asana kontrolliert auf.
6. *Nachspüren:* Verteilen Sie die Energie der Yoga-Übung in Ihrem Körper. Atmen Sie zu einzelnen Körperstellen hin, die besonders durch die Übung stimuliert worden sind. Der Effekt der Übung wird durch ein bewusstes Nachspüren optimiert.

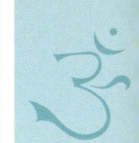

Ziele und Aufbau des Yoga Balance-Programms

Die hier beschriebenen Yoga Balance-Programme sind auf dem Hintergrund einer langjährigen Unterrichtserfahrung und den medizinischen Erkenntnissen der Rückenschule und der Yogaforschung konzipiert worden. Yoga Balance stellt eines der wenigen wissenschaftlich auf ihre Wirkungen hin evaluierten Yoga Programme dar (s. Kapitel 13). In den Übungsprogrammen wird die seelisch, geistige Stimmung ebenso berücksichtigt wie die korrekte Körperhaltung. Darüber hinaus sind Stilelemente der verschiedenen Yoga-Richtungen in die Yoga Balance-Programme integriert. Sanfte Übungsabfolgen wechseln mit sportlicheren Sequenzen, meditatives Erleben und ein therapeutischer Yoga-Ansatz sind ebenfalls mit eingeflochten. So wird die Vielseitigkeit des Yoga spür- und sichtbar. Um eine Körperharmonie herzustellen, werden Bewegungen der Wirbelsäule zu allen Seiten berücksichtigt. Für Personen mit eingeschränkter Beweglichkeit werden Alternativübungen vorgestellt.

„Das Verringern von Hindernissen im Geist und Blockaden im Körper führt dazu, dass sich unsere körperlichen Funktionen in einem harmonischen Gleichgewicht befinden." (Yogasutra 2.43)

Der Aufbau einer Yoga Balance-Übungsstunde ist klar definiert. Die Stunde beginnt immer mit einer Anfangsentspannung, um Körper und Geist einzustimmen und die gedankliche Aufmerksamkeit zu fokussieren. Dann folgt ein kurzer Mobilisationsteil durch den „Sonnengruß" oder durch dynamisch ausgeführte Asanas.

Den Hauptteil der Stunde bildet das Üben der Asanas, wobei es wichtig ist, die Übungen korrekt aufzubauen und einzunehmen, um sich dann mit Hilfe der Atmung in der Asana zu entspannen (Entspannen in der Anspannung und Leichtigkeit in den Ausdruck bringen).

Am Ende der Yoga-Stunde steht die Schlussentspannung, in der mit Hilfe einer gesprochenen Körperreise, mit Yoga Nidra oder einer anderen Entspannungstechnik Körper und Geist zur Ruhe gebracht werden. Dieses bewusste Innehalten ist ein sehr wichtiger Bestandteil der Entspannung und schenkt Ruhe und Kraft.

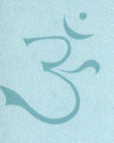

In der abschließenden Meditation wird der Geist in der Ruhe und Stille gehalten.

Die vorne im Buch aufgeführten Atemtechniken (Wechselatmung, Psycho-hygieneatmung) können in jeder Yoga-Stunde nach der Anfangsentspan-nung eingebaut werden. Die Übungsabfolgen können bei fortgeschrittener Praxis durch längeres Halten der Asanas intensiviert werden. Die Pro-gramme sind so aufgebaut, dass auf sinnvolle Abfolgen und Gegenbewe-gungen geachtet wurde, um eine Überbelastung des Bewegungsapparates zu vermeiden.

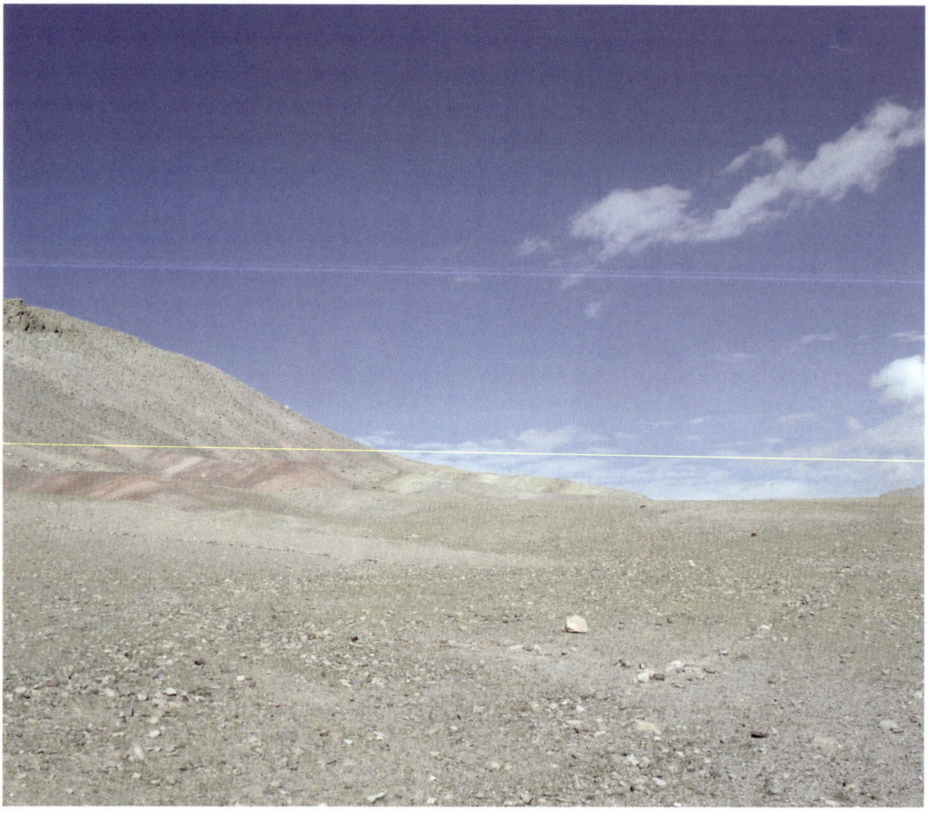

Übungshinweise

„Wir wollen die Asanas mit Energie füllen, gleichzeitig aber entspannt und gelassen bleiben." (Iyengar)

Was Sie zum Yogaüben benötigen:

- *eine Yogamatte (die Matte sollte 10 cm länger als Ihre Körpergröße sein. Achten Sie auf Ökotex-Standard)*
- *Hartschaumstoffklötzchen*
- *einen längeren Gurt mit Schlaufe, sowie ein kürzeres Band*
- *ein Sitzkissen*
- *ggf. eine Decke*

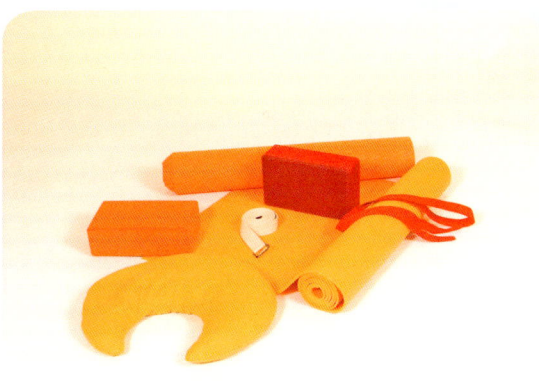

Geben Sie Ihrer Yoga-Übungszeit eine besondere Qualität, indem Sie folgende Anregungen und Tipps beherzigen. Bedenken Sie, dass das Üben von Yoga Asanas neben der physischen Aktivität immer auch ein geistiger Prozess ist. Die Yoga Asanas durchdringen den ganzen Körper und fördern Zellstoffwechsel und Durchblutung. Die genaue und exakte Ausführung erfordert mentale Anstrengung und Konzentration des Geistes auf die jeweiligen Körperteile. Verinnerlichen Sie diese mentale Kraft und schärfen Sie dadurch Ihren Geist.

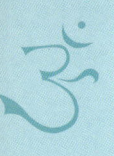

🪷 *Üben Sie nicht mit vollem Magen. Essen Sie mindestens eine Stunde vorher nichts, da durch viele Yoga-Übungen die Bauchorgane anregen werden und noch unverdaute Nahrung ein unangenehmes Empfinden verursachen kann.*

🪷 *Vermeiden Sie äußere Störungen wie das Läuten des Telefons oder laute Musik. Gönnen Sie Ihrer Seele eine ruhige und ungestörte Umgebung.*

🪷 *Entwickeln Sie keinen sportlichen Ehrgeiz bei den Asanas. Dehnen und weiten Sie Ihre Grenzen behutsam und benutzen Sie ohne Scheu Hilfsmittel, wie Klötze, Decke, Kissen oder Schnur. Lesen Sie sich die Übungsanleitungen zu den jeweiligen Asanas vorher genau durch. Im Krankheitsfalle und insbesondere nach Operationen oder Bandscheibenvorfällen sprechen Sie mit Ihrem Arzt, Therapeuten oder Yogalehrer ab, welche Übungen für Sie unbedenklich sind.*

🪷 *Wählen Sie leichte Kleidung ohne starke Gummizüge im Hosenbund oder an den Fußgelenken, um Ihre Körperenergien nicht unnötig zu stauen.*

🪷 *Entspannen Sie nach jeder Yogaasana in einer der beschriebenen Entspannungspositionen (Rückenlage, Bauchlage, Kinderstellung oder Bergposition) und spüren in dieser bewusst nach. Verteilen Sie die Energie, die durch die Übung ins Fließen gebracht wurde durch bewusste Achtsamkeits- und Atemlenkung gleichmäßig in Ihrem Körper und beginnen Sie erst danach mit der nächsten Übung (Energie folgt der Aufmerksamkeit). Ein ungefährer Zeitwert für die Entspannung zwischen den Übungen liegt bei 3 – 4 Atemzügen.*

🪷 *Versuchen Sie mit zunehmender Übungsdauer die Verbindung mit Ihrer Atmung während der Asanaausführung aufrecht zu halten. Zu Anfang erscheint das schwierig, es wird aber mit zunehmender Praxis immer leichter fallen. Denken Sie daran,* dass die bewusste Verbindung mit Ihrer Atmung Ihnen Kraft und Ausdauer schenkt, und Ihnen die Möglichkeit gibt, die Übung länger und mit Leichtigkeit zu halten.

🌸 Lernen Sie, mit Hilfe der Atmung auch in einer Anspannungsphase zu entspannen.

🌸 Betrachten Sie die Yogaasana nicht nur als körperliche Übung, die bestimmte Muskeln kräftigt und dehnt. Durch die Konzentration auf eines der Chakren oder auf die Atmung entwickeln sich Leichtigkeit im Ausdruck und ein Gefühl der Weite.

🌸 Beenden Sie jede Yoga-Stunde mit einer kurzen Meditation und kultivieren Sie dadurch einen ruhigen und achtsamen Geist.

🌸 Halten Sie in den Asanas niemals den Atem an, da dies Verspannungen verursachen kann.

🌸 Wenn starke Schmerzen auftreten und bleiben, unterbrechen Sie die Übungsreihe und entspannen Sie in der Rückenposition (Savasana).

🌸 Bei den Übungen, bei denen Sie den Körper zu beiden Seiten hinbewegen, werden Sie feststellen, dass Sie immer eine Lieblingsseite haben, bei der die Übung leichter fällt. Vermeiden Sie eine Bevorzugung dieser Körperseite und versuchen Sie die schwächere Seite mit der gleichen Freude und Haltedauer zu üben. Im Laufe der Zeit werden sich die Körperseiten gleich stark ausbilden und Sie werden ihr Körpergefühl dadurch harmonisieren.

🌸 Seien Sie geduldig und nachsichtig mit sich selbst. In den ersten Monaten werden Sie rasche Fortschritte machen, dann erfolgt ein Zeitraum der scheinbaren Stagnation.

Bleiben Sie dran! Sie müssen sich nun intensiver mit den feineren und kleineren Muskeln auseinandersetzen, denn jahrelange Blockaden im Körper benötigen einfach ihre Zeit sich wieder zu lösen. Versuchen Sie, mit Hilfe Ihrer Atmung die Grenzen sanft hinauszuschieben. Lassen Sie mit jedem Ausatmen die gefühlten Spannungen los.

Frauen können während der Menstruation auf Umkehrstellungen verzichten, da diese als unangenehm empfunden werden könnten. Lassen Sie sich von Ihrem Körpergefühl und Ihrer Intuition leiten und lassen Sie bei Bedarf einzelne Übungen aus.

Bei folgenden Gegenanzeigen sollten Sie auf die Asanas verzichten oder nur unter professioneller Anleitung üben: akute Bandscheibenvorfälle, Hexenschuss, Ischias, akute Entzündungen, kurze Zeit zurückliegende Operationen, Brüche, fortgeschrittene Schwangerschaft.

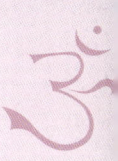

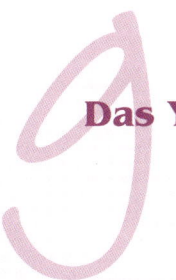

Das Yoga Balance-Übungsprogramm

„Yoga ist jener innere Zustand, in dem die seelisch geistigen Vorgänge zur Ruhe kommen." (Patanjali)

Im Folgenden möchten wir Ihnen die Yoga Balance-Programme näher bringen, die wir in ein „Anfängerprogramm", eine „Mittelstufe leicht" und eine „Mittelstufe anspruchsvoll" unterteilt haben.

Das Yoga Balance-Anfängerprogramm

„Asanas sollten gleichermaßen die Qualitäten Stabilität und Leichtigkeit haben." (Yogasutra 2.46)

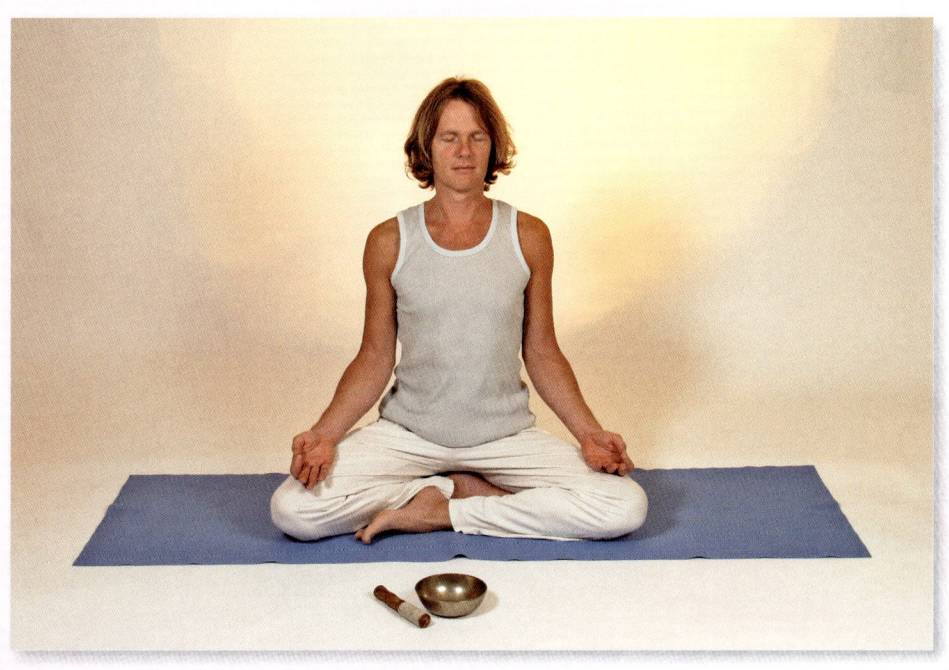

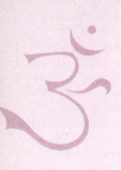

Das Yoga Balance-Anfängerprogramm dauert etwa 41 Minuten. Es bietet Ihnen einen sanften Einstieg in die Yoga-Praxis und macht Sie mit den gängigen Asanas eines Anfängerkurses bekannt. Lesen Sie bitte noch einmal die Übungshinweise (Kap. 8) und beherzigen Sie die Ratschläge, die aus einer jahrelangen Unterrichtspraxis entstanden sind. Üben Sie immer innerhalb Ihrer eigenen Körpergrenzen. Sie können selbstverständlich die angegebene Haltedauer der einzelnen Asanas Ihrer Befindlichkeit und Ihrem Vermögen anpassen. Über- oder unterfordern Sie sich nicht! Wir empfehlen das Anfängerprogramm sechs bis acht Wochen regelmäßig (drei mal pro Woche durchzuführen), bevor Sie dann in das leichte Mittelstufenprogramm wechseln. Wenn Sie die Yogabauchatmung gut beherrschen und schon für ein paar Atemzüge in den Asanas entspannen können, ist der richtige Zeitpunkt für eine Intensivierung der eigenen Yoga-Praxis durch das Mittelstufenprogramm gekommen.

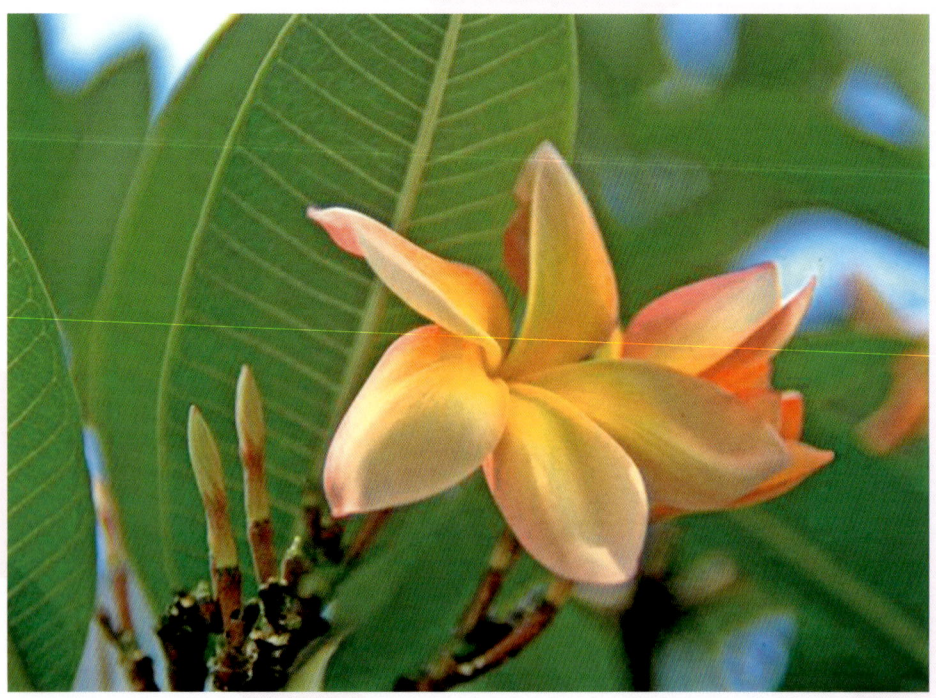

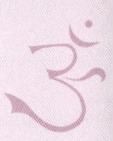

Das Programm

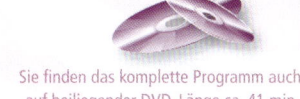
Sie finden das komplette Programm auch
auf beiliegender DVD. Länge ca. 41 min

*„Hören, Nachdenken und Meditation
müssen eine Verbindung eingehen". (Dalai Lama)*

Die Entspannungslage – Savasana

Savasana ist eine Ruhestellung in Rückenlage. Sie wird immer zu Beginn einer Yoga-Stunde in der Anfangsentspannung und am Ende in der Schlussentspannung eingenommen. Savasana hilft, Geist und Körper zu entspannen und sich auf die Atmung und Wahrnehmung einzustimmen.

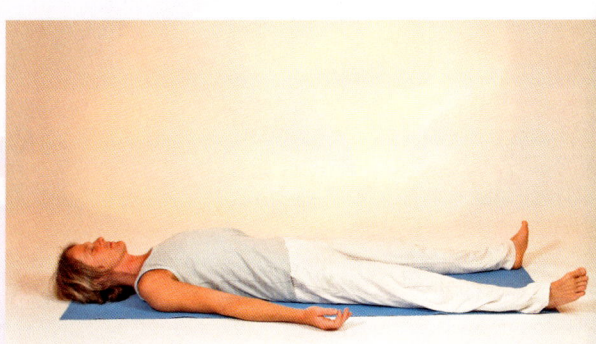

Ausführung:
- Begeben Sie sich in die Rückenlage. Legen Sie Ihren Körper bequem ab, die Beine sind hüftbreit auseinander, die Füße fallen leicht nach außen. Die Arme sind etwas vom Körper abgespreizt, die Handinnenflächen leicht zur Decke gedreht, Schulterblätter und Gesäßhälften haben einen angenehmen Kontakt mit dem Boden.
- Zentrieren Sie nun Ihren Geist und lenken Sie die Aufmerksamkeit zu Ihrer Atmung. Mit der Einatmung hebt sich Ihre Bauchdecke und mit der Ausatmung senkt sie sich. Lösen Sie ihre Gedanken vom Tagesgeschehen und holen Sie Ihre volle gedankliche Aufmerksamkeit in die Gegenwart zu Ihrem Körper und zu Ihrer Atmung.
- Lassen Sie ein Gefühl von Weite und Leichtigkeit entstehen. Genießen und wertschätzen Sie diese Momente des bewussten Innehaltens in der Entspannungslage und bereiten Sie so Ihren Geist auf die Yoga-Übungen vor.

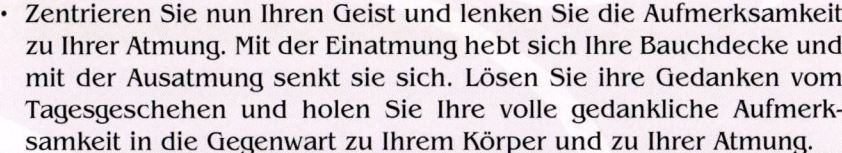

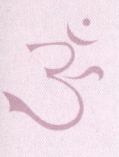

Das Krokodil (dynamisch/statisch) – Shava Udarakarshanasana

Das Krokodil ist in der dynamischen Ausführung eine sanfte Mobilisations-
übung für die Wirbelsäule, Nacken, Brustkorb und Schulterblätter. In der
statischen Variation ist es eine wohltuende Dehnung- und Entspannungshaltung, die bis tief in die Wirbelgelenke hinein wirkt.

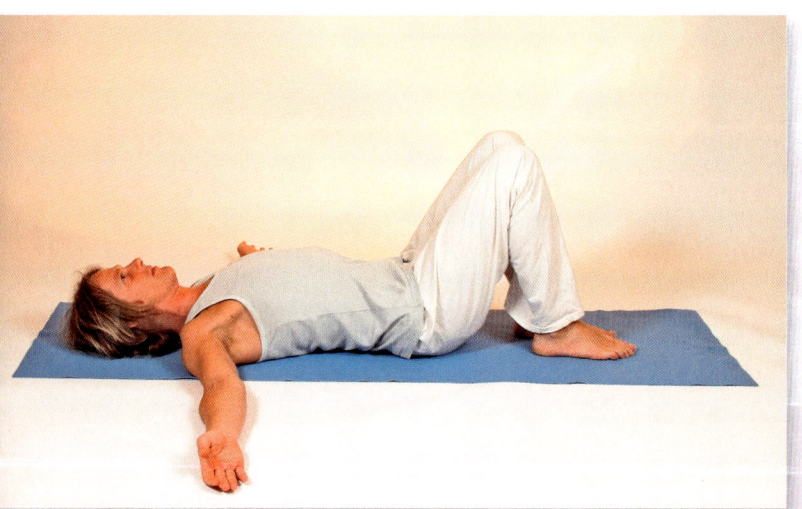

Ausführung (dynamisch):
- Winkeln Sie in der Rückenlage die Knie an und stellen die Füße parallel zueinander auf den Boden.
- Strecken Sie die Arme waagerecht und kippen Sie nun langsam die Knie zur rechten Seite. Drehen Sie gleichzeitig den Kopf behutsam nach links.
- Mit der Einatmung richten Sie die Knie und die Füße wieder auf und drehen den Kopf mittig. Mit der Ausatmung senken Sie die Knie nach links und drehen den Kopf nach rechts.
- Wiederholen Sie die Übung 4 Mal auf jeder Seite.

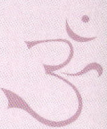

Ausführung (statisch):

- Verweilen Sie in der statischen Variante für 30–60 Sekunden auf jeder Seite.
- Beide Schulterblätter sollten dabei Bodenkontakt haben. Entspannen Sie nach der Übung in der Rückenlage mit aufgestellten Füßen.

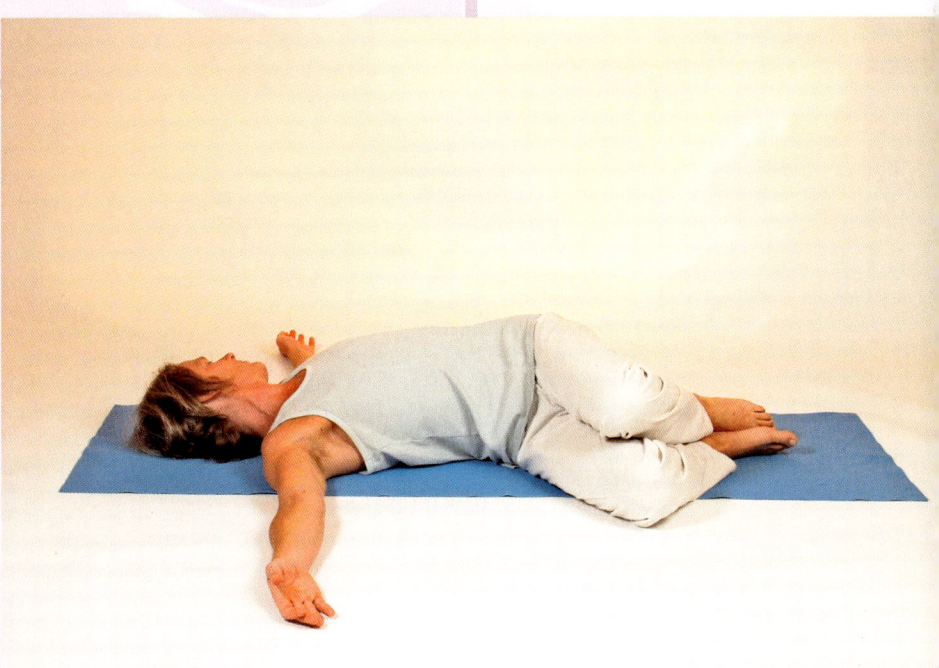

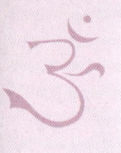

Die Schulterstandbrücke (dynamisch / statisch) – Sethu Bandha

Sethu Bandha ist eine hervorragende Ausgleichsübung gegen zu langes Sitzen. Die Hüftbeuger und die gesamte Körpervorderseite werden gedehnt, die Muskeln der Körperrückseite gekräftigt. Führen Sie Sethu Bhanda immer erst dynamisch aus. Der Pranafluss in den Lungen wird verstärkt und das Lungenvolumen wird vergrößert.

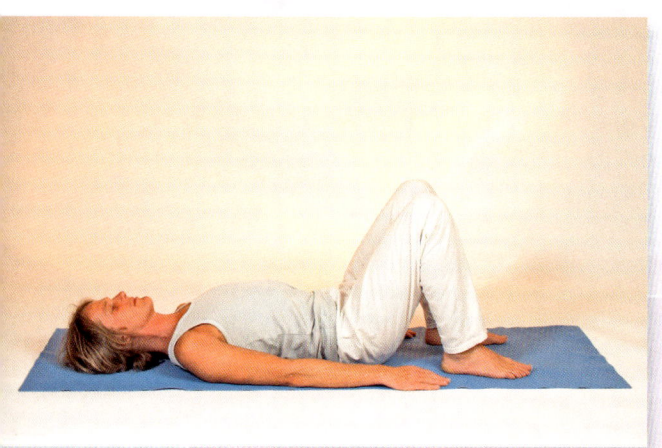

Ausführung (dynamisch):
- Stellen Sie in der Rückenlage die Füße hüftbreit auseinander auf.
- Ziehen Sie die Schulterblätter ein wenig enger zusammen und spannen Sie nun Ihre Gesäß- und Beckenbodenmuskulatur an.
- Lösen Sie langsam während Sie einatmen das Gesäß vom Boden und strecken Sie Ihr Becken zur Decke. Kommen Sie so hoch, bis Sie eine spürbare Dehnung in der Hüftbeuge und der Oberschenkelvorderseite wahrnehmen.
- Mit der Ausatmung senken Sie Ihr Gesäß langsam wieder zu Boden. Bringen Sie die Schulterblätter eng zusammen, so dass Ihr Körpergewicht hauptsächlich auf dem Schultergürtel ruht.
- Führen Sie die Asana 3–4 Mal dynamisch aus.

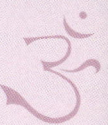

Ausführung (statisch):
- Strecken Sie mit der Einatmung Ihr Becken zur Decke.
- Halten Sie die Position 5 Atemzüge lang statisch.
- Kommen Sie zurück in die Rückenlage und ziehen Sie die Oberschenkel Richtung Bauchdecke. Führen Sie jetzt eine leichte Schaukelbewegung mit dem Rücken aus.

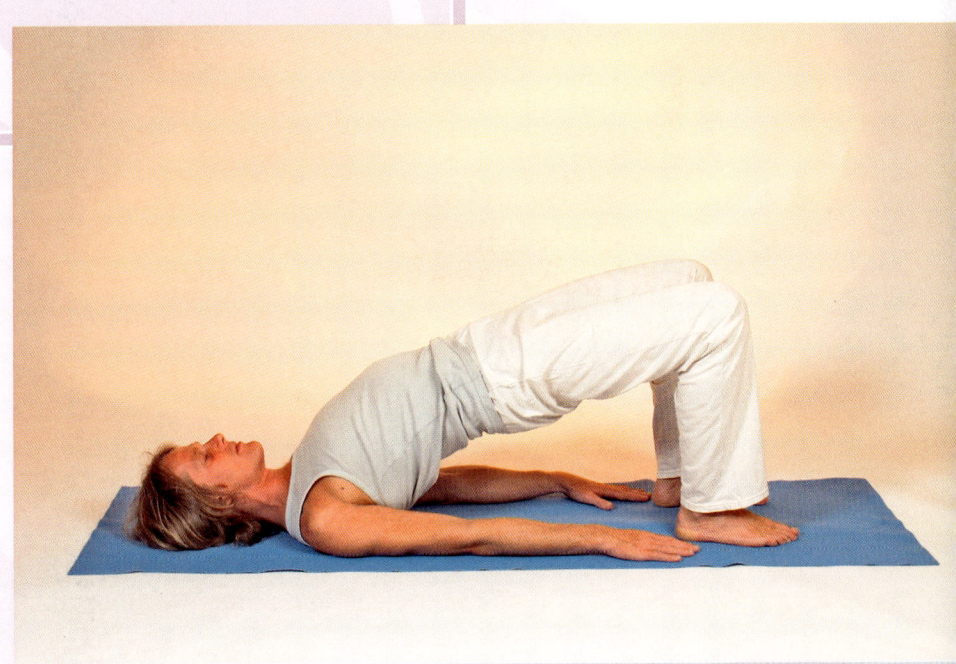

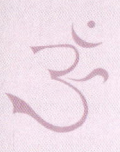

Die Beinhebeübung (dynamisch / statisch) – Utthanpadasana

Die Beinhebeübungen kräftigen die Unterleibsmuskulatur und dehnen die Oberschenkelrückseiten. Der Pranafluss in den Beinen und in der Beckenregion wird stimuliert. Anspruchsvollere Asanas werden durch diese Übung gut vorbereitet.

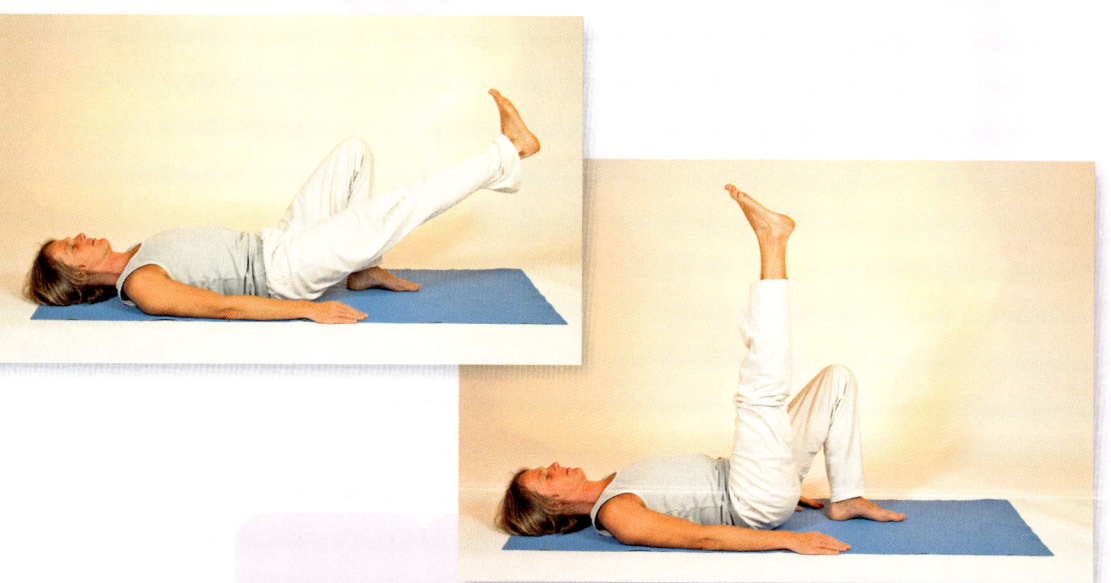

Ausführung (dynamisch):

- Lassen Sie Ihr linkes Bein ausgestreckt am Boden und stellen Sie den rechten Fuß an die Innenseite des linken Knies. Heben Sie mit der nächsten Einatmung Ihr linkes Bein und strecken es mit den Zehenspitzen hoch zur Decke.
- Mit der nächsten Ausatmung senken Sie das linke Bein wieder zum Boden ab und ziehen die Zehen zum Körper hin.
- Führen Sie die Bewegung 4–5 Mal mit synchronem Atem durch und kommen Sie dann in die statische Variante.

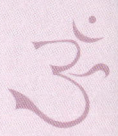

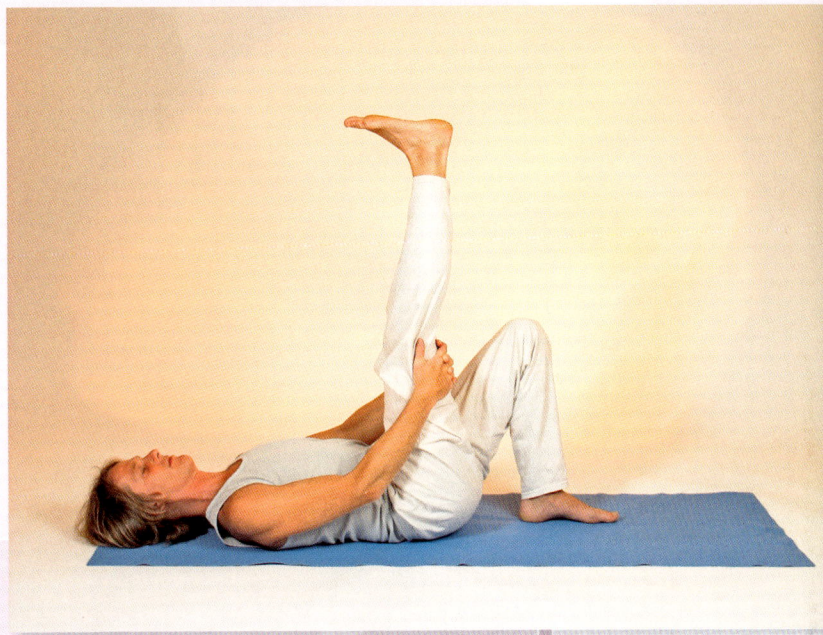

Ausführung (statisch):

* Wenn Ihr linkes Bein wieder oben ist, halten Sie es oben und greifen mit verschränkten Fingern etwas unterhalb der linken Kniekehle. Versuchen Sie, das Bein möglichst gestreckt oben zu halten. Drücken Sie den unteren Rücken in den Boden und lockern Sie den Schultergürtel.

* Entspannen Sie nun mit Hilfe der Atmung in die gefühlte Dehnung der linken Oberschenkelrückseite. Halten Sie die Position 20–30 Sekunden und kommen Sie anschließend wieder in die Entspannungslage. Spüren Sie der Energie der Übung in der linken Körperseite nach.

* Wechseln Sie dann die Seite und heben Sie Ihr rechtes Bein.

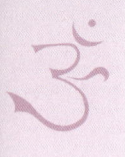
Die Katze (dynamisch/gestreckt) – Marjariasana

Die Katze ist eine Position im Vierfüßlerstand. Sie mobilisiert die Wirbelsäule und die Zwischenwirbelgelenke und erhält und verbessert somit die Geschmeidigkeit der Wirbelsäule. Die Spinalnerven werden stimuliert und der entstehende Pranafluss harmonisiert den ganzen Rücken. In der statischen Variante wird die gesamte Rückenmuskulatur gekräftigt und die Stützkraft der Arme gestärkt.

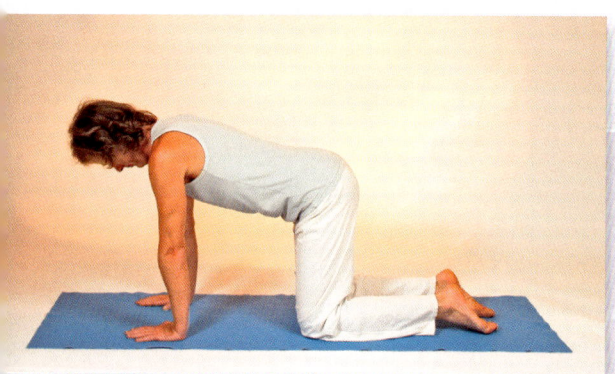

Ausführung:
- Gehen Sie in den Vierfüßlerstand. Die Knie berühren den Boden hüftbreit direkt unterhalb des Beckens. Die Arme sind gestreckt, die Hände sind unter den Schultern, die Fingerspitzen zeigen nach vorn.
- Beginnen Sie nun die Wirbelsäule einzurollen, indem Sie Stirn und Gesäß aufeinander zu bewegen. Atmen Sie hierbei langsam aus. Starten Sie mit der Bewegung am Steißbein und lassen Sie Ihre Wirbelsäule wellenförmig über Lenden-, Brust- und Halswirbel abrollen.

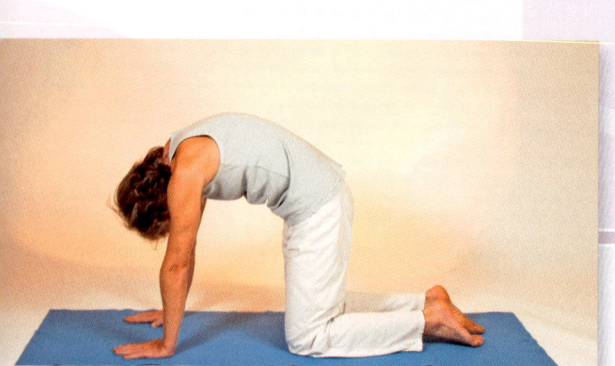

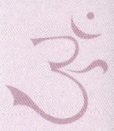

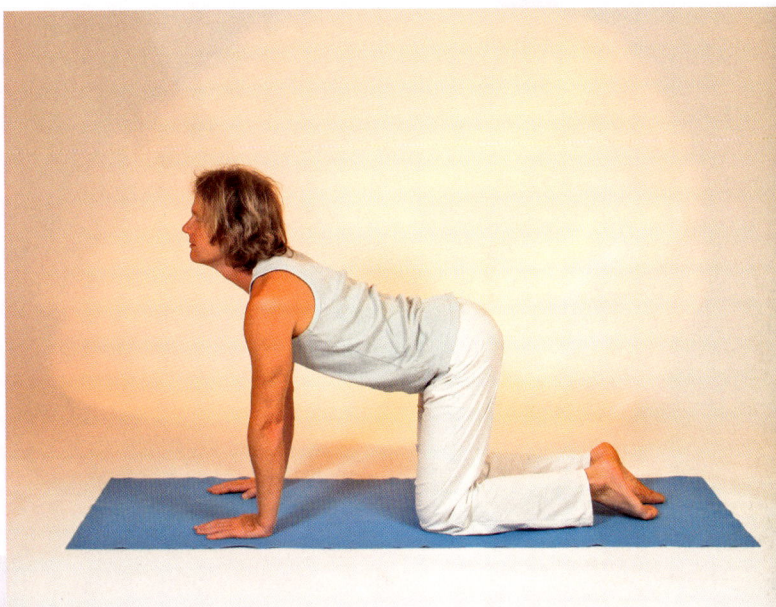

- Mit der Einatmung rollen Sie Ihre Wirbelsäule wieder auf. Beginnen Sie mit der Bewegung wieder unten am Steißbein.
- Versuchen Sie, die einzelnen Wirbelsäulenabschnitte deutlich zu spüren.
- Bringen Sie Bewegung und Atmung in einen harmonischen und synchronen Ablauf. Üben Sie ca. 1 Minute.

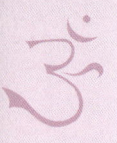

Ausführung (statisch):

· In der statischen Variante heben Sie das linke Bein gestreckt vom Boden und strecken es nach hinten. Ziehen Sie die Zehen dabei zum Körper an, wobei beide Hüften waggerecht zur Matte zeigen. Strecken Sie den rechten Arm eng am Ohr anliegend nach vorn aus.

· Blicken Sie neben Ihre linke Hand auf den Boden, wodurch Ihr Nacken eine Linie mit der Wirbelsäule bildet und Sie das Gleichgewicht leichter halten können.

· Halten Sie die Position 20–30 Sekunden mit tiefer Atmung und konzentriertem Geist. Lösen Sie langsam die Position auf und wechseln Sie die Seite.

· Strecken Sie nun Ihr rechtes Bein nach hinten und den linken Arm nach vorne.

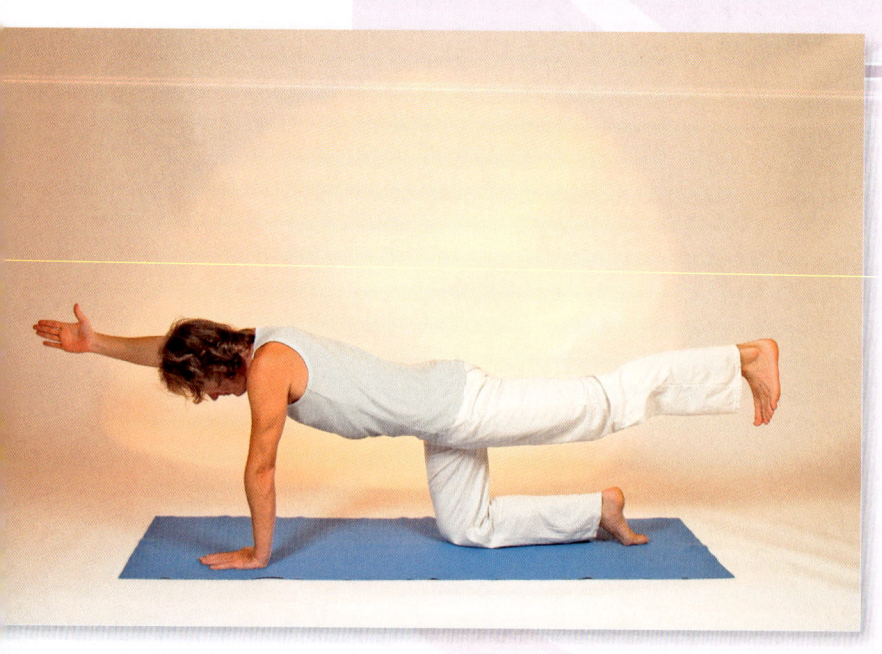

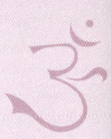

Das Kind – Balasana

Das Kind ist eine Entspannungsübung im Yoga. Der obere Rücken wird sanft gedehnt und der Lebermeridian leicht angeregt. Die Übung führt die Aufmerksamkeit von der Außenwelt weg, hin nach innen. Gehen Sie bei Knieproblemen nur soweit hinunter, wie es als angenehm empfunden wird.

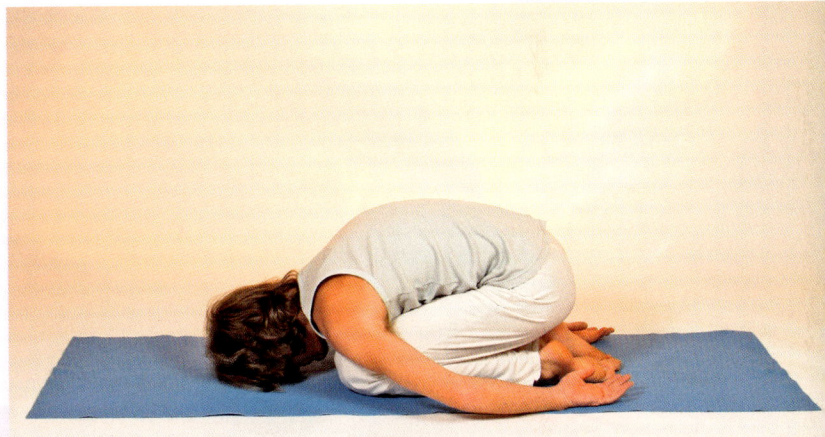

Ausführung:

• Legen Sie Ihren Oberkörper auf die zusammengelegten Oberschenkel. Wenn Sie dadurch zuviel Druck auf Brust- und Bauchraum verspüren, können Sie Ihre Oberschenkel etwas weiten und den Oberkörper dazwischen ablegen.

• Bringen Sie Ihre Stirn zum Boden und legen Sie Ihre Arme seitlich neben die Oberschenkel entlang nach hinten ab.

• Atmen Sie zwei bis drei Atemzüge in dieser Position und richten Sie sich dann langsam von der Halswirbelsäule beginnend wieder auf.

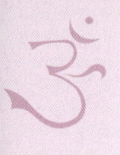

Der Hund – Adho mukha svanasana

Der Hund ist eine der Umkehrpositionen im Yoga, da der Kopf unterhalb des Herzens liegt. Im Hund werden die Oberschenkelrückseiten, die Waden, die Brust sowie der Rücken intensiv gestreckt und die Arme und der obere Rücken werden gekräftigt. Durch die Umkehrung der inneren Organe in dieser Position werden die Durchblutung und die Funktion der Drüsen verbessert. Der verstärkte Blutstrom zum Gehirn optimiert die Konzentrationsfähigkeit. Lernen Sie, sich im Hund zu entspannen.

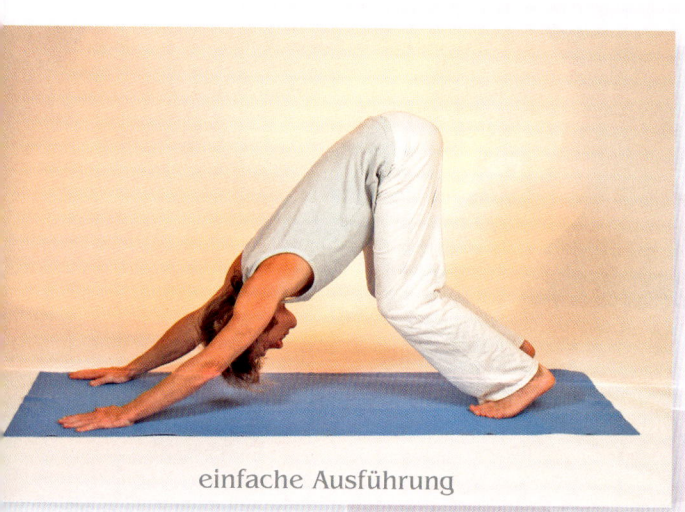

einfache Ausführung

Ausführung:
• Strecken Sie aus der Kinderstellung heraus die Arme nach vorn und setzen Sie die Hände schulterbreit mit weit gespreizten Fingern (Mittelfinger zeigen nach vorn) auf. Mit dem Einatmen lösen Sie das Becken von den Fersen, mit dem Ausatmen strecken Sie Ihr Gesäß so weit wie möglich zur Decke und kommen dazu auf die Zehenspitzen.

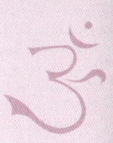

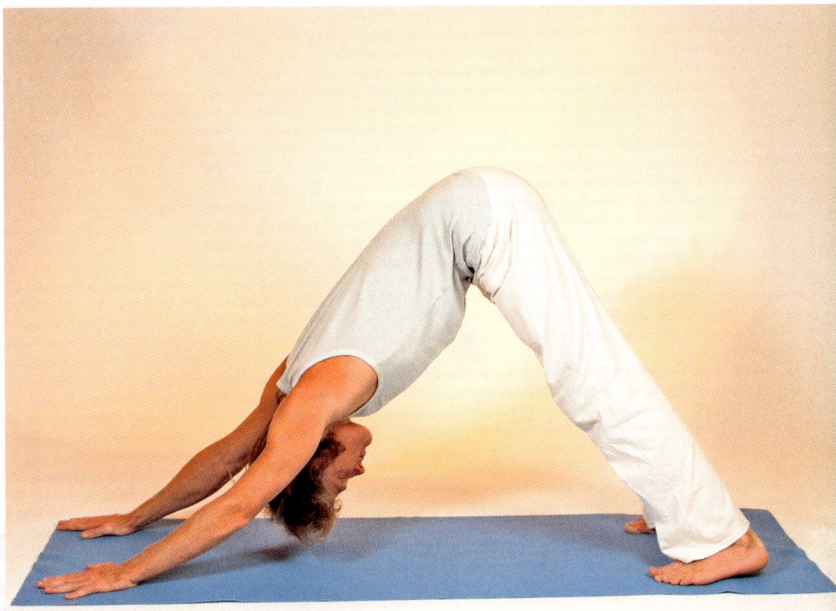

vollständige Ausführung

- Kippen Sie nun mit dem Becken nach vorn, so dass die Bauchdecke fast die Oberschenkel berührt. Lassen Sie die Fersen Richtung Boden sinken und intensivieren Sie so die Dehnung der Oberschenkelrückseite und Waden.
- Zur Entlastung des unteren Rückens können Sie Ihre Fersen minimal nach außen drehen. Atmen Sie ruhig und gleichmäßig und halten Sie die Stellung 4–5 Atemzüge lang.
- Lösen Sie die Position langsam wieder auf und entspannen Sie danach in der Kinderstellung.

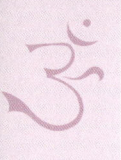

Der Stock – Dandasana

Dandasana dient als vorbereitende Übung für die sitzende Vorwärtsbeuge. Sie hilft das Becken zu kippen (Tendenz Hohlkreuz) und die Wirbelsäule in eine gerade Streckung zu bringen. Es erfolgt eine Kräftigung der gesamten Rückenmuskeln und eine Dehnung der Oberschenkelrückseiten.

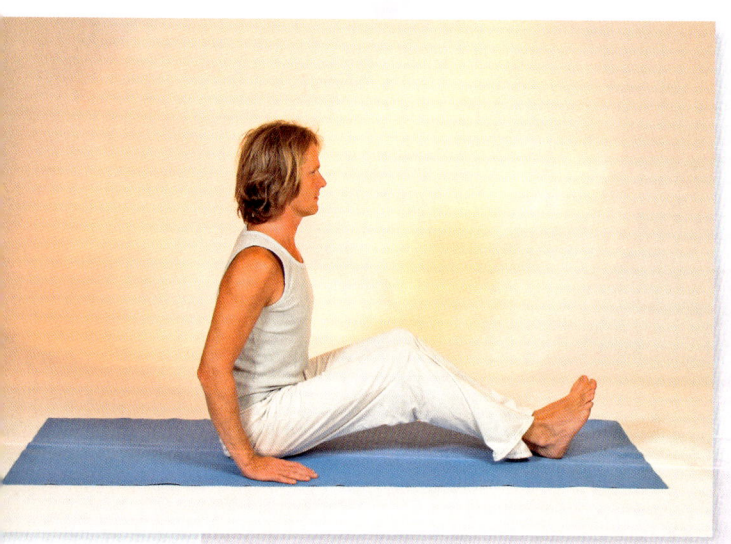

Ausführung:
- Strecken Sie im Sitzen die Beine nach vorne aus. Lassen Sie zu Anfang die Knie etwas angewinkelt. Stützen Sie sich mit den Händen neben den Hüften ab und kippen Sie Ihr Becken (Tendenz Hohlkreuz).
- Richten Sie Ihre Wirbelsäule vom Becken her gerade auf und schieben Sie Ihr Brustbein leicht nach vorne. Ihre Halswirbelsäule bildet eine gerade Linie mit Ihrer Brust- und Lendenwirbelsäule. Wenn Sie geübter sind, können Sie die Hände vom Boden lösen und beide Arme nach oben strecken.

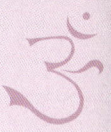

- Mit fortschreitender Übungsdauer können Sie die Knie durchstrecken und die aktive Aufrichtung der Wirbelsäule mit Hilfe der Rückenmuskulatur ohne Abstützen der Hände halten. Strecken Sie beide Arme nach oben.
- Verweilen Sie drei bis vier Atemzüge in dieser Position. Gehen Sie dann aus dieser Streckung in die Vorwärtsbeuge.

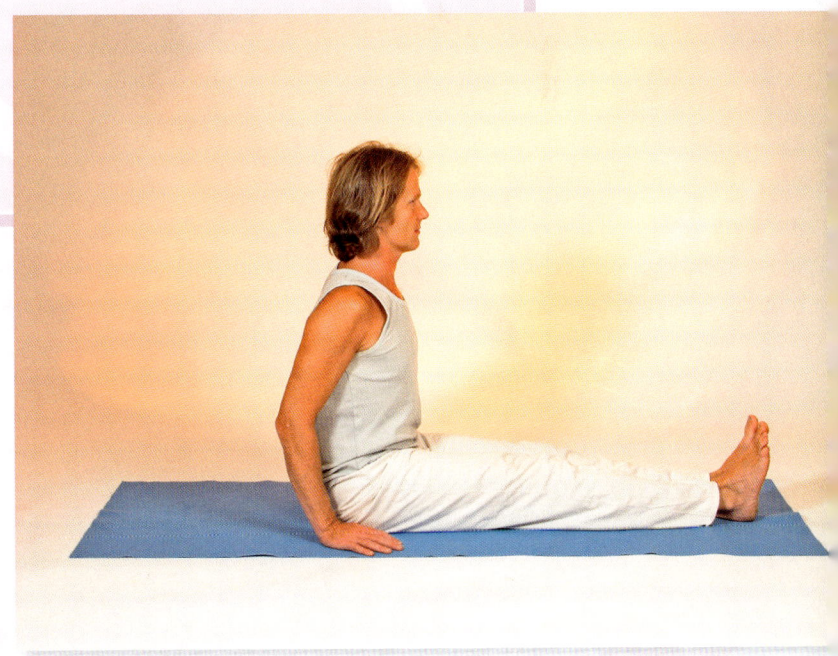

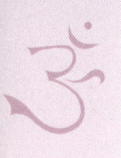

Die Vorwärtsbeuge – Paschimottanasana

Paschimottanasana sollte immer im Anschluss an die Stockposition geübt werden. Sie dehnt den Rücken, die Oberschenkelrückseiten sowie die Wadenmuskulatur und energetisiert müde Beine. Üben Sie nicht mit zuviel Willenskraft, strecken Sie sich mit jedem Ausatmen etwas mehr nach vorne und lassen Sie dabei die Anspannung und den Dehnungsschmerz los. Bei eingeschränkter Beweglichkeit halten Sie die Knie angewinkelt oder arbeiten mit einer Schnur. Der Pranafluss der Körperrückseite wird stimuliert und die Organe des Bauchraumes werden massiert. Richten Sie Ihre geistige Haltung in dieser Position auf das Loslassen, die Hingabe und das Ausatmen.

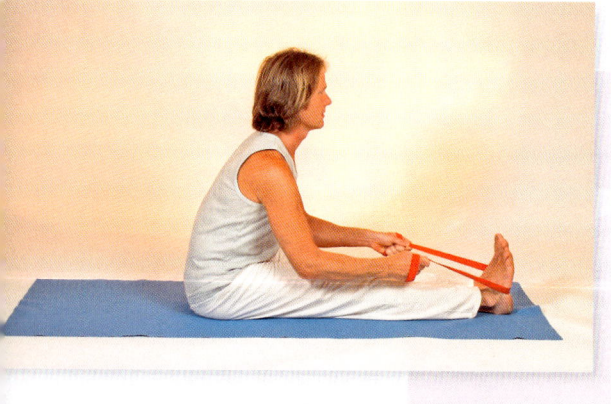

Ausführung:
- Strecken Sie in Dandasana die Arme hoch und lassen Sie Ihr Becken gekippt (Tendenz Hohlkreuz). Beugen Sie sich langsam aus dem Hüftgelenk nach vorne, halten Sie das Kinn hoch und schieben Sie Ihr Brustbein leicht nach vorne.

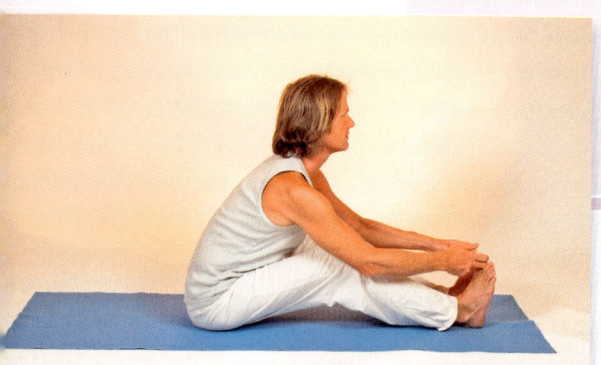

Ausführung:

- Greifen Sie nun Ihre Zehen oder die Fußgelenke. Halten Sie dabei die Kinnspitze oben, um nicht zu stark im oberen Rücken zu krümmen.
- Strecken Sie in Dandasana die Arme hoch und lassen Sie Ihr Becken gekippt (Tendenz Hohlkreuz). Beugen Sie sich langsam aus dem Hüftgelenk nach vorne, halten Sie das Kinn hoch und schieben Sie Ihr Brustbein leicht nach vorne.
- Greifen Sie nun Ihre Zehen oder die Fußgelenke. Halten Sie dabei die Kinnspitze oben, um nicht zu stark im oberen Rücken zu krümmen.
- Bei eingeschränkter Beweglichkeit können Sie eine Schnur benutzen oder die Knie leicht angewinkelt lassen. Akzeptieren Sie den leichten Dehnungsschmerz an der Oberschenkelrückseite und entspannen Sie mit jedem Ausatmen in die Position hinein.
- Achten Sie bei der Ausführung auf einen geraden Rücken und bewegen Sie sich immer aus der Hüfte nach vorn, so dass Bauchdecke und Oberschenkel enger zusammenkommen.
- Versuchen Sie, Ihr Gesicht Richtung Schienbein zu bewegen.
- Verweilen Sie in der Position mit tiefer Yogabauchatmung für 20 – 30 Sekunden. Anschließend richten Sie sich wieder langsam auf.

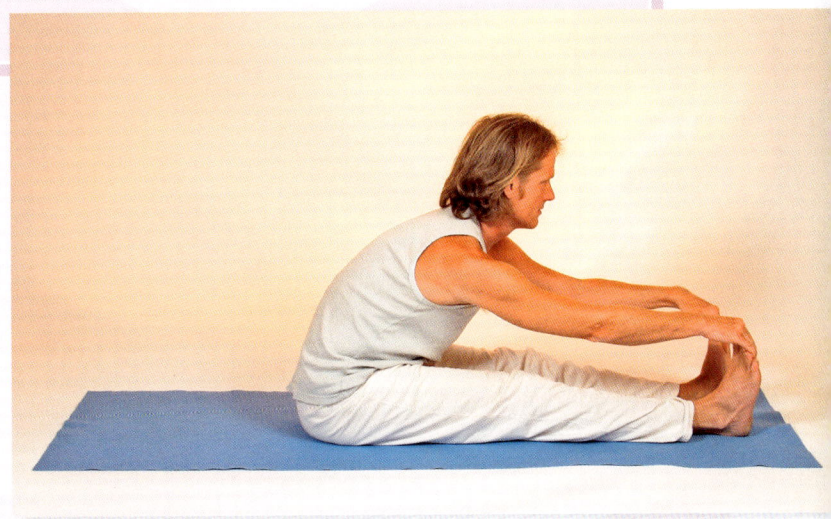

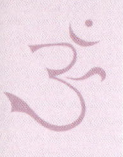

Die Schiefe Ebene – Setuasana

Setuasana ist eine Gegenbewegung bzw. Ausgleichstellung nach der Vorwärtsbeuge. Sie dehnt die Körpervorderseite und trainiert und kräftigt
die Körperrückseite, insbesondere den Lendenbereich, die Stützkraft der
Arme und die Waden. Wenn Sie die Übung als zu anstrengend empfinden,
winkeln Sie die Knie etwas an und halten Sie die Stuhlposition.

Ausführung (statisch):
- Stellen Sie Ihre Hände hinter Ihrem Rücken auf. Drü-
  cken Sie sich vom Boden hoch und bewegen Sie das
  Becken nach oben. Ihre komplette Körpervordersei-
  te befindet sich in einer Dehnung.
- Halten Sie die Halswirbelsäule gerade und bleiben
  Sie 2–3 Atemzüge in dieser Position.
- Lösen Sie die Übung behutsam wieder auf und ent-
  spannen Sie einen Moment lang in der Rückenlage
  mit aufgestellten Füßen.

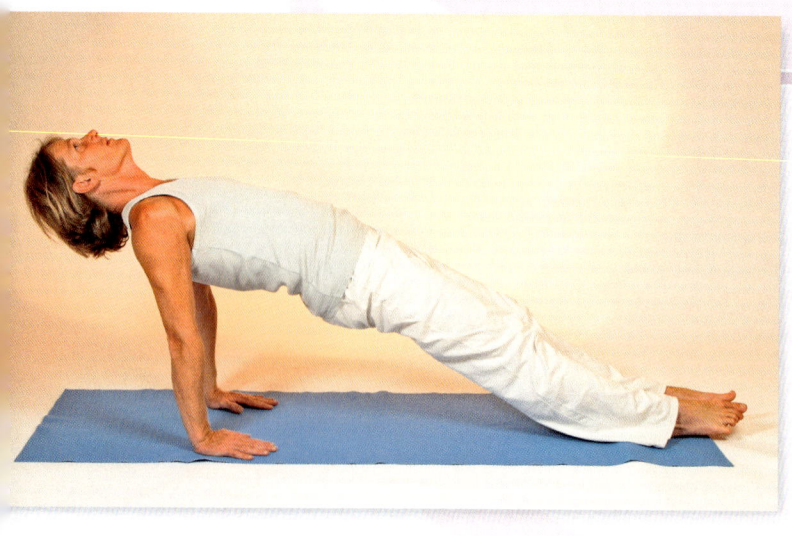

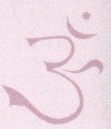

Das Boot – Narvasana

Das Boot ist eine vorbereitende Übung für alle Rückwärtsbeugen. Alle Muskeln der Körperrückseite, also der gesamte Rücken, Gesäß und die Oberschenkelrückseiten werden gekräftigt.

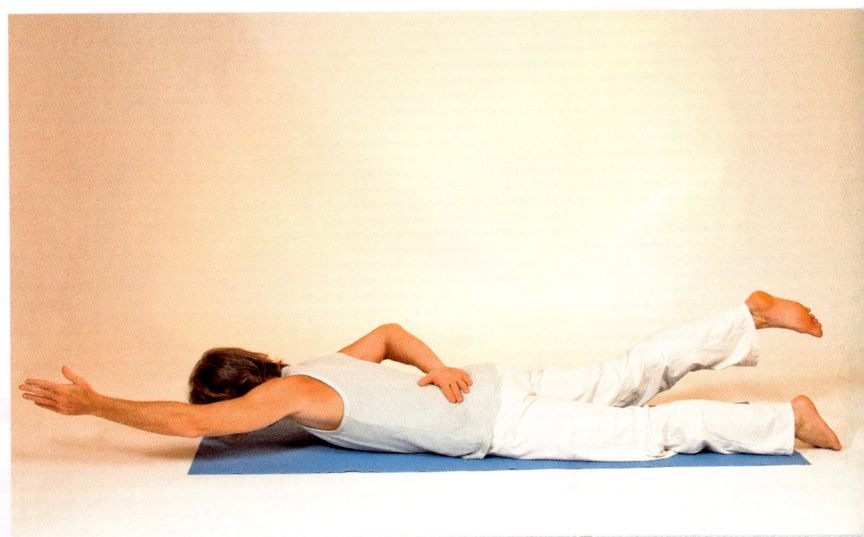

Ausführung:
Vorbereitende Übung:

- Kommen Sie in die Bauchlage. Betten Sie Ihren Kopf auf die zusammengelegten Hände und entspannen Sie ein paar Atemzüge.
- Strecken Sie den linken Arm nach vorne aus und legen Sie Ihren rechten Handrücken auf die linke Gesäßhälfte. Heben Sie nun den Kopf leicht an und halten Sie den linken Arm und das rechte Bein gestreckt schwebend über dem Boden. Der Blick geht zum Boden.

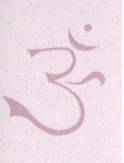

Fortsetzung:
Vorbereitende Übung:

· Bleiben Sie 3 Atemzüge in dieser
  Position und wechseln Sie dann die
  Seiten.

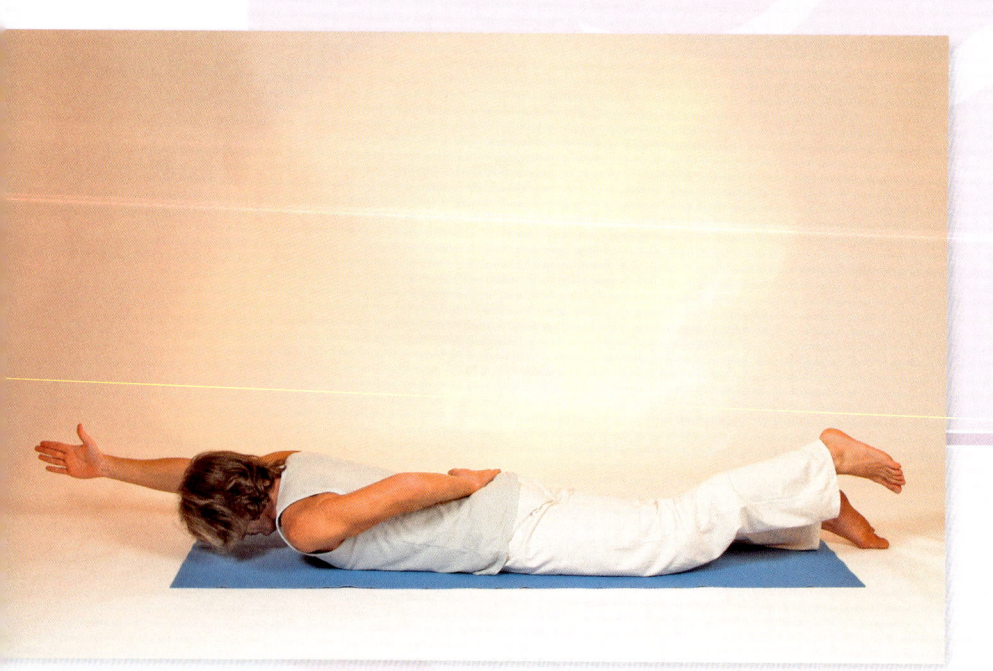

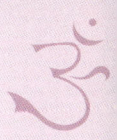

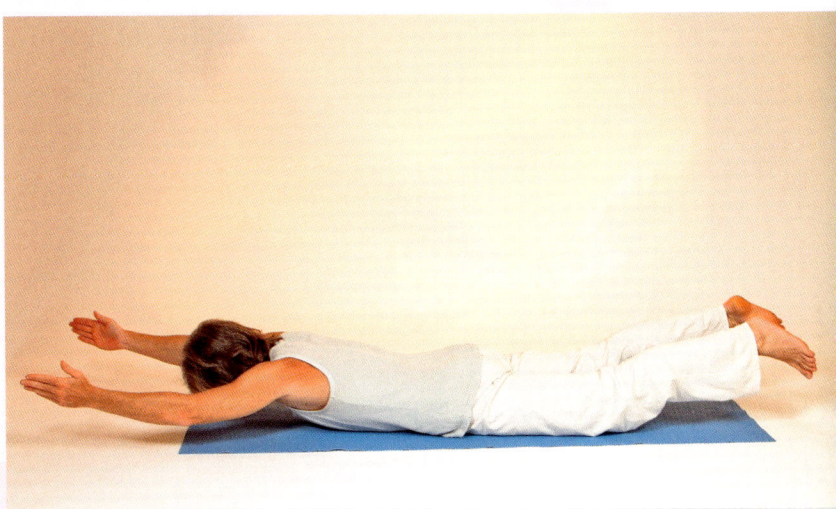

Ausführung:
Vollständiges Boot:

• Strecken Sie beide Arme nach vorne aus
  und heben Sie mit dem Einatmen beide
  Arme, beide Beine und den Kopf vom
  Boden ab. Halten Sie diese Position für
  3 Atemzüge.
• Die Übung kann als sehr anstrengend
  empfunden werden. Legen Sie während
  der Ausführung den gedanklichen Fokus
  nicht auf die Anstrengung, sondern auf
  die Atmung.

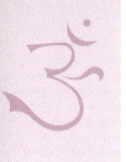

Die Sphinx – Sphinxasana

Die Sphinx ist eine leichtere Variation zur Kobra und bereitet ihren Körper auf die Rückwärtsbeugen vor. Der Pranafluss im unteren Rücken wird aktiviert, wodurch die gesamte Wirbelsäule belebt wird. Zusätzlich erfolgt eine Kräftigung der Rückenmuskulatur.

Ausführung:
• Richten Sie Ihren Oberkörper mit Hilfe der Rückenmuskeln langsam vom Boden auf und stützen Sie sich mit den Unterarmen und den Händen am Boden ab. Die Ellenbogen liegen unterhalb der Schultern.
• Spannen Sie die Gesäßmuskulatur etwas an und nehmen Sie die Schultern leicht nach hinten. Halten Sie die Halswirbelsäule in einer Linie mit der Brustwirbelsäule.
• Atmen Sie ruhig und entspannt in die Position hinein (4–5 Atemzüge).
• Lösen Sie die Position langsam wieder auf und entspannen Sie für ein paar Atemzüge in der Kindstellung.
• Kommen Sie dann zum Stehen.

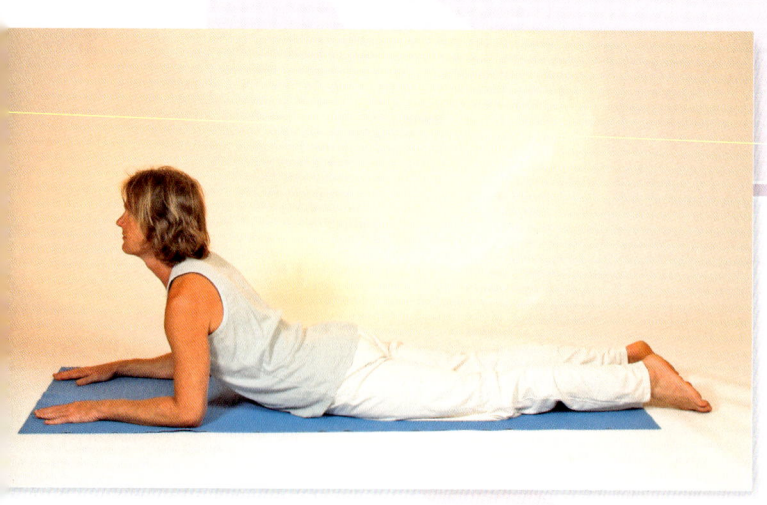

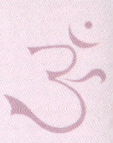

Der Berg – Tadasana

Tadasana ist die Grundstehposition im Yoga. In dieser Position verbindet Ihr Körper Himmel und Erde. Spüren Sie die Erdanziehungskraft über ihre Fußsohlen und die Aufrichtung nach oben über ihren Scheitel und die Kopfhaut. Tadasana zeichnet sich durch eine Detailfülle aus und erfordert einen achtsamen Geist. Viele Fehlhaltungen des Körpers können durch die bewusste Ausführung von Tadasana korrigiert werden und der gesamte Pranafluss des Körpers wird harmonisiert.

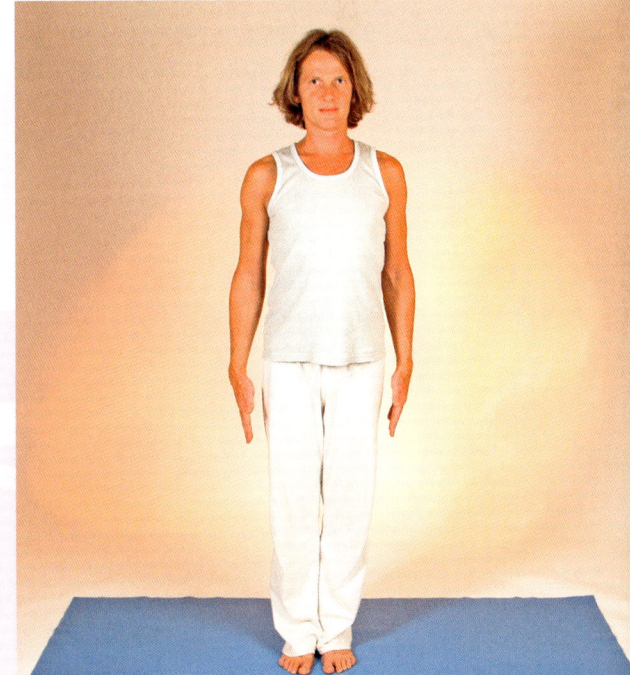

Ausführung:
- Stellen Sie sich aufrecht hin, die beiden großen Zehen berühren sich fast. Verteilen Sie nun Ihr Körpergewicht gleichmäßig auf das linke und das rechte Bein. Gehen Sie mit Ihrer Aufmerksamkeit zu Ihren Fußsohlen und spüren Sie die drei Punkte, auf denen das Körpergewicht liegt (Großzehen-, Kleinzehenballen und Ferse).

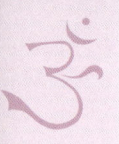
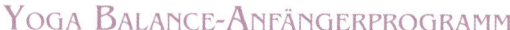

- Halten Sie ein natürliches Fußgewölbe, vermeiden Sie mit Plattfüßen zu stehen.
- Beginnen Sie nun mit der Aufrichtung Ihres Körpers. Ziehen Sie Ihre Kniescheiben nach oben und drücken Sie Ihre Kniekehlen sanft durch. Richten Sie Ihre Wirbelsäule auf und spreizen Sie Ihre Arme etwas vom Körper ab, so dass Ihre Achselhöhlen belüftet werden.
- Bewegen Sie nun Ihre Schultern nach unten und nach hinten. Nehmen Sie eventuelle Anspannungen aus dem Schultergürtel und achten Sie darauf, dass beide Schultern gleichmäßig nach unten gerichtet sind.
- Visualisieren Sie an Ihrem Scheitel (Fontanelle) einen Faden, der Sie wie eine Marionette ganz leicht nach oben zieht. Ihre Halswirbelsäule wird dadurch aufgerichtet. Ziehen Sie zusätzlich Ihre Kinnspitze nach unten zum Hals hin.
- Bleiben Sie in voller Achtsamkeit in dieser Position stehen und spüren Sie die beiden Energien in Ihrem Körper: Fußsohlen – Verbindung zur Erde, Fontanelle – Aufrichtung zum Himmel.

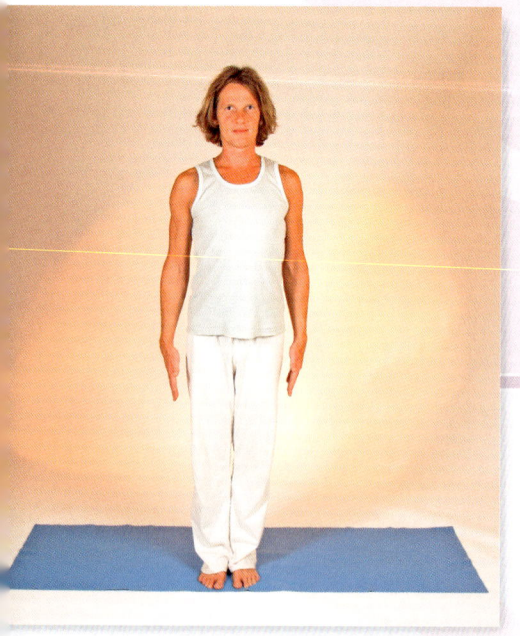

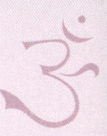

Der Baum – Vrikshasana

Der Baum ist eine Gleichgewichtsübung im Stehen. Der Pranafluss in Kopf und Gehirn wird harmonisiert, was zu gedanklicher Ruhe führt und die Konzentration fördert. Zudem erfolgt eine Kräftigung der Beinmuskulatur. Ruhen Sie sicher und fest in Ihrer Mitte und tanken Sie Stärke, Festigkeit und Ruhe in dieser Position. Wenn Sie das Gleichgewicht nicht so gut halten können, lehnen Sie sich an eine Wand oder halten Sie einen Fuß mit einer Schnur (Bild 1) oder der Hand (Bild 2) fest.

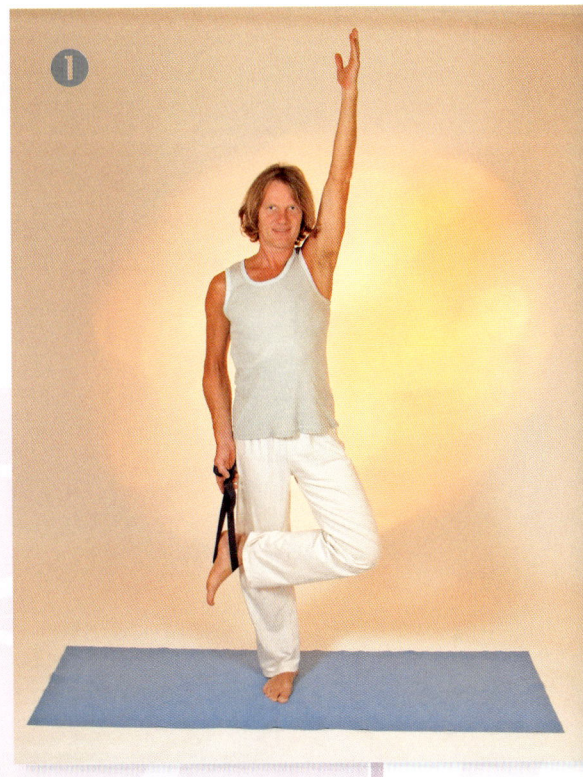

Ausführung:
- Fixieren Sie mit Ihren Augen einen unbewegten Punkt vor sich am Boden oder an der Wand.

- Heben Sie Ihr linkes Bein und drücken Sie Ihren Fuß an die Oberschenkelinnenseite Ihres rechten Beines (Bild 3) oder legen Sie ihn in die rechte Hüftbeuge (Fortgeschrittene, Bild 4). Richten Sie die Wirbelsäule auf und strecken Sie die Arme entweder nach oben mit zusammengelegten Handinnenflächen oder legen Sie die zusammengefalteten Hände vor Ihren Brustkorb.

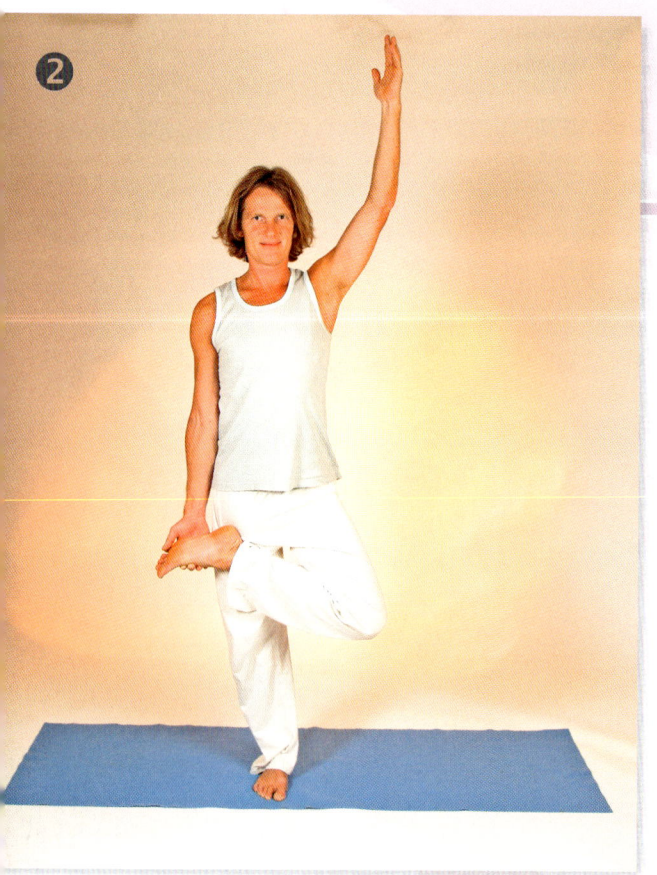

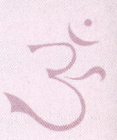

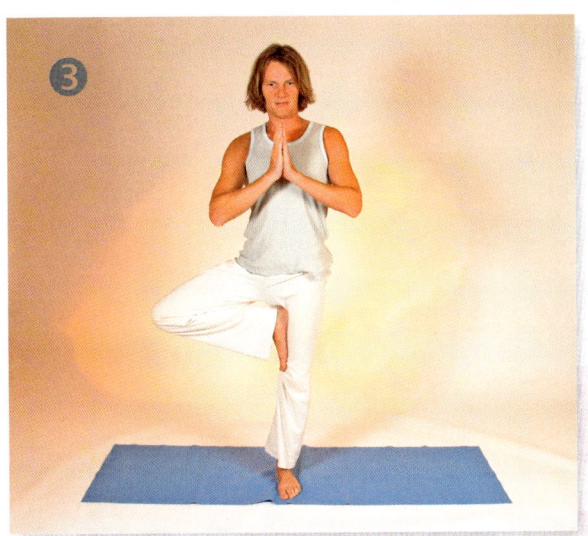

- Entspannen Sie die Fußmuskeln des Standbeines. Halten Sie die Augen auf den festen Punkt fixiert und beobachten Sie Ihre Atmung.
- Lassen Sie ihre Gedanken zur Ruhe kommen und bringen Sie Leichtigkeit in Ihren Ausdruck.
- Halten Sie die Position 20–30 Sekunden und wechseln Sie dann langsam die Seite.

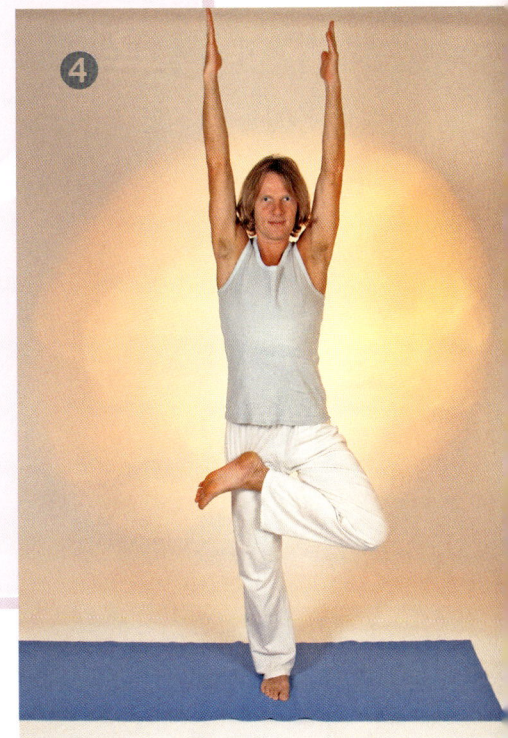

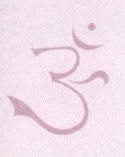

Das Dreieck – Trikonasana

Das Dreieck ist eine Stehposition, in welcher die Wirbelsäule zur Seite geneigt wird und die Körperflanken und die Muskeln an der Rumpfseite gedehnt werden. Bei leichter Kippung zur Seite ohne Abstützen der Hand am Oberschenkel wirkt es kräftigend, bei stärkerer Kippung mit aufgestützter Hand dehnt es intensiver. Das Dreieck regt die Verdauung an. Auf der seelischen Ebene wirkt es gegen Depressionen, da Sie neuen Mut durch den veränderten Blickwinkel schöpfen können.

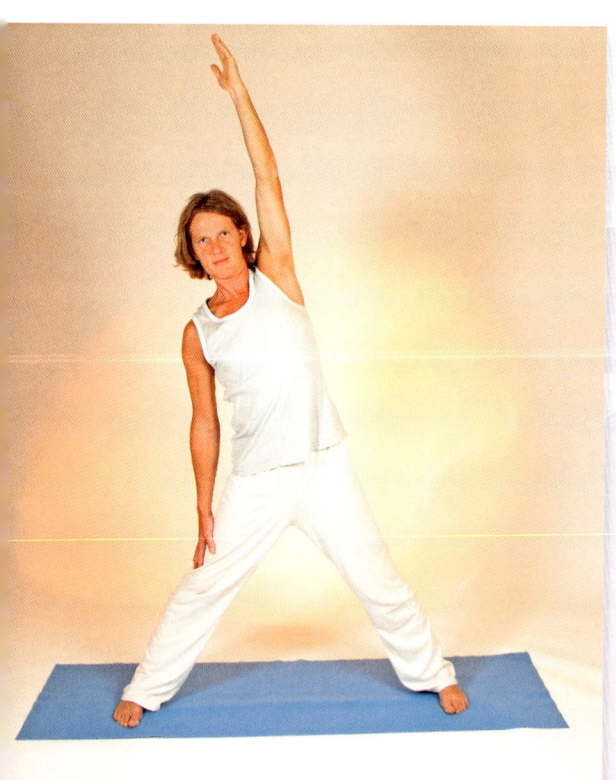

Ausführung:
- Stellen Sie die Beine einen Meter auseinander, die Fußaußenkanten stehen parallel zueinander. Spreizen Sie Ihre Arme waagrecht gestreckt zur Seite aus.
- Kippen Sie nun zuerst mit dem Oberkörper nach rechts, ohne sich mit der rechten Hand am Oberschenkel abzustützen. Wenn Sie Ihre linke Körperseite stärker dehnen möchten, neigen Sie Ihren Oberkörper weiter nach rechts und stützen Sie sich dabei mit der rechten Hand am rechten Oberschenkel ab.

- Halten Sie die Position ein paar Atemzüge und richten Sie sich langsam wieder auf. Strecken Sie die Wirbelsäule einmal nach oben und beginnen Sie dann mit der Kippung zur linken Seite.
- Halten Sie Ihre Hüften immer gerade nach vorne ausgerichtet, um ein Kippen des Oberkörpers nach vorne oder nach hinten zu vermeiden.

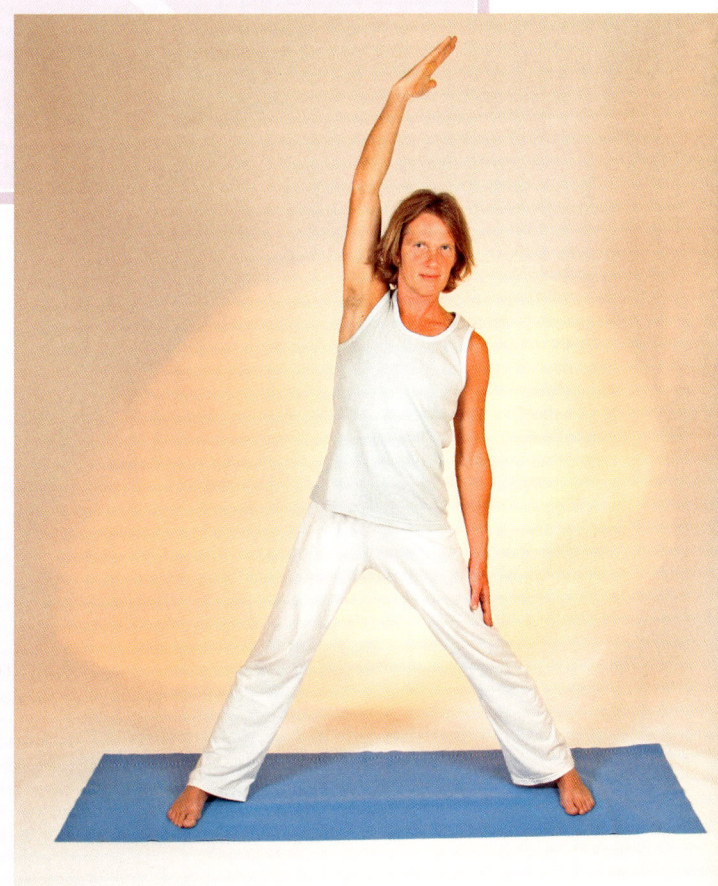

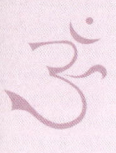

Die Schlussentspannung und die Meditation

Die Schlussentspannung bildet einen wichtigen Bestandteil einer Yoga-Stunde. Gönnen Sie Ihrem Körper und Geist diese Zeit des bewussten Innehaltens. Auf der pranischen Ebene wird ihr Nervensystem harmonisiert. Durch die gelenkte Entspannung in die einzelnen Körperteile entsteht ein Gefühl der Einheit und Harmonie. Ihr Geist und Ihre Konzentration verbessern sich und Sie entwickeln mehr Achtsamkeit für Ihren Körper. Versuchen Sie, in der Schlussentspannung nicht einzuschlafen und halten Sie Ihren Geist an der Grenze zwischen bewusster Entspannung und Schlafzustand.

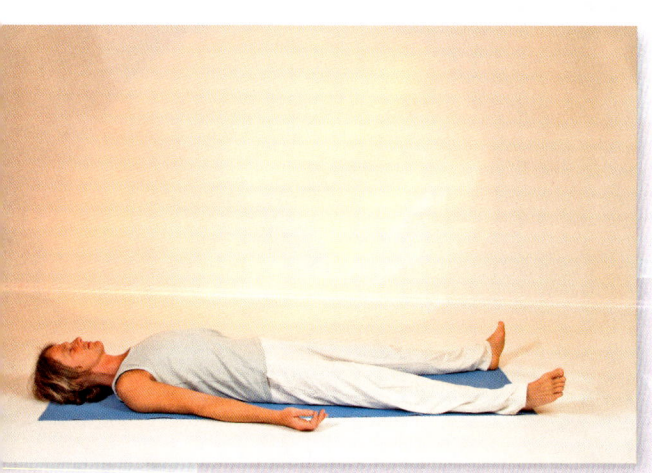

Ausführung:
- Legen Sie sich in Savasana (gleiche Position wie in der Anfangsentspannung).
- Gehen Sie mit Ihrer Aufmerksamkeit zum Bauchraum, zum Bauchchakra. Atmen Sie tief in den Bauchraum hinein und schicken Sie mit dem nächsten Ausatmen eine Welle der Entspannung durch die Beine bis in die Zehenspitzen. Wiederholen Sie die Übung zwei bis drei Mal im Geiste.

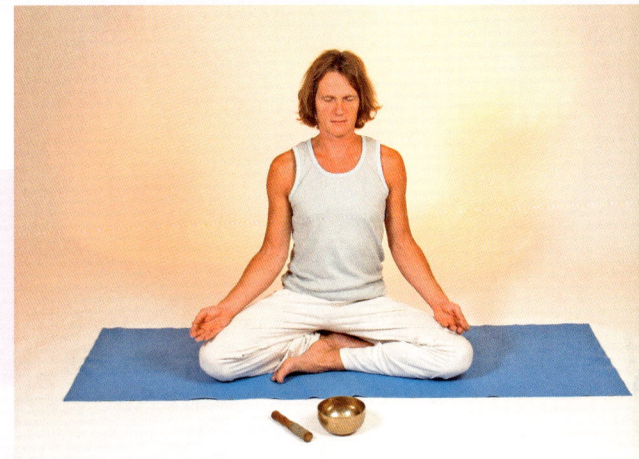

- Verlagern Sie dann Ihre Aufmerksamkeit zum Brustraum, zum Herz-chakra. Atmen Sie tief in den Brustraum hin-ein und schicken Sie mit dem Ausatmen eine Welle der Entspannung durch beide Arme bis in die Fingerspitzen. Wie-derholen Sie die Übung zwei bis drei Mal im Geiste.
- Gehen Sie dann mit Ihrer Aufmerksamkeit zur Kopf-haut, zur Fontanelle, zum Scheitelchakra. Atmen Sie tief zur Fontanelle hin ein und schicken Sie mit dem nächsten Ausatmen eine Welle der Entspannung die ganze Wirbelsäule hinunter bis zum Steißbein. Wie-derholen Sie die Übung zwei bis drei Mal im Geiste.
- Nehmen Sie dann Ihre Aufmerksamkeit zum Punkt zwischen den Augenbrauen, zum Stirnchakra. At-men Sie tief ein hin zum Stirnchakra und schicken Sie eine Welle der Entspannung über die komplette Haut Ihres Körpers. Wiederholen Sie auch hier die Übung zwei bis drei Mal im Geiste.
- Bleiben Sie noch ein paar Atemzüge lang in der Rü-ckenlage und entspannen Sie sich bewusst.
- Bewegen Sie dann langsam wieder Ihre Zehen und Finger, räkeln und strecken Sie sich. Kommen Sie dann in eine Sitzposition für die Abschlussmedita-tion und sitzen Sie ein paar Minuten in Stille.

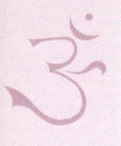

Das Yoga Balance-„Anfängerprogramm" im Überblick

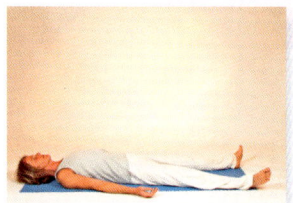

Entspannungslage

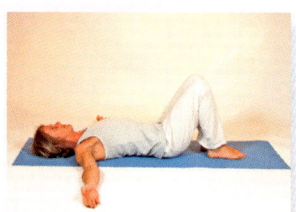

Krokodil

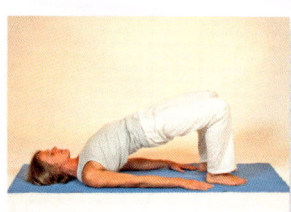

Schulterstandbrücke

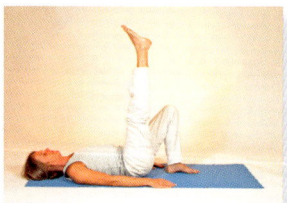

Beinhebeübung

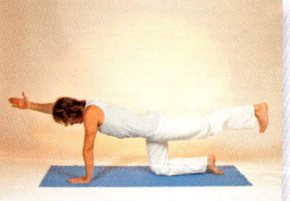

Katze

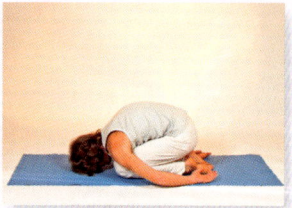

Kind

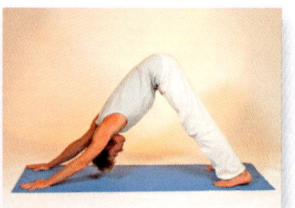

Hund

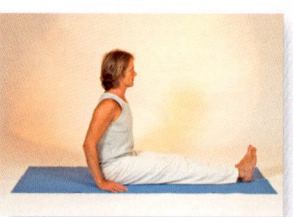

Stock

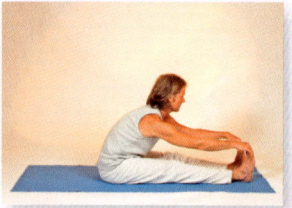

Vorwärtsbeuge

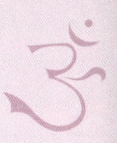

Das Yoga Balance-„Anfängerprogramm" im Überblick

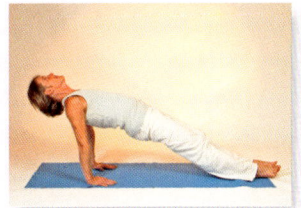

Schiefe Ebene

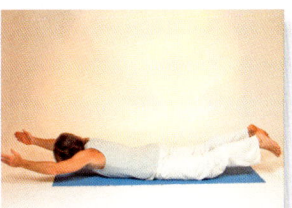

Boot

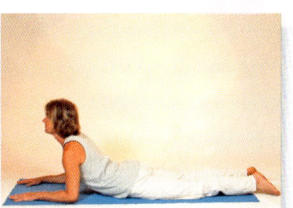

Sphinx

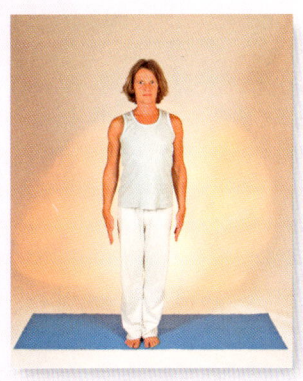

Berg

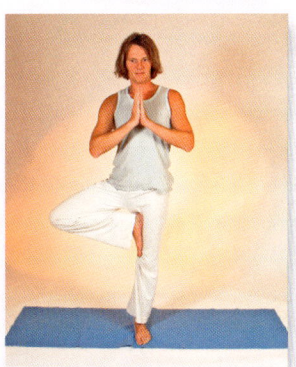

Baum

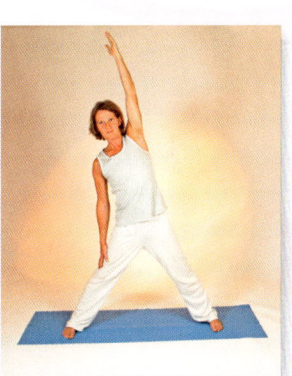

Dreieck

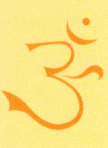

Das Yoga Balance-Programm Mittelstufe leicht

„Weder das Sitzen in der Lotusstellung, noch das Schauen auf die Nasenspitze ist Yoga. Yoga ist das Einssein der Seele mit dem Allgeist." (Kularnava Tantra)

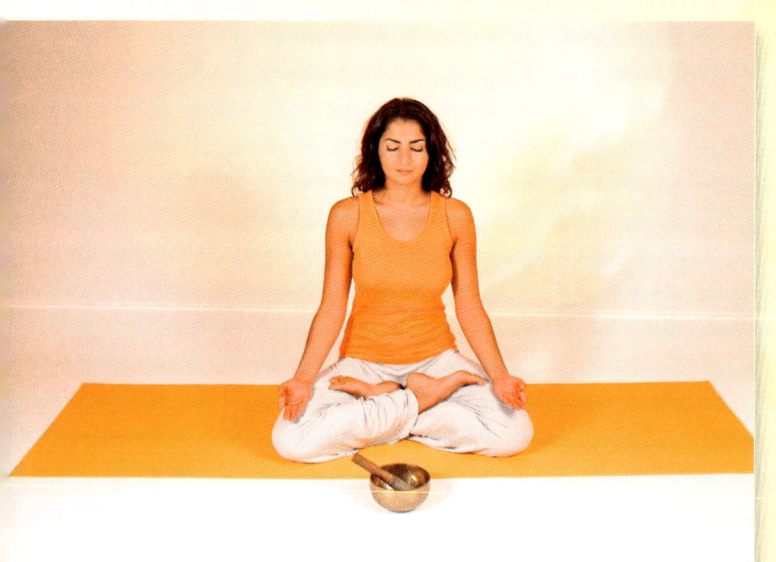

Das Yoga Balance-Mittelstufenprogramm leicht dauert etwa 40 Minuten. Es baut auf viele Übungen der Anfängerklasse auf und wird durch den Sonnengruß und einige neue Asanas erweitert. Die Haltedauer der einzelnen Positionen ist etwas verlängert. Wenn Sie schon besser in den Übungen entspannen können, versuchen Sie, im Mittelstufenprogramm die Asanas tiefer zu erleben, indem Sie sich mit gelenkter Atmung auf Ihre Chakren konzentrieren und den Pranafluss in Ihrem Körper wahrnehmen. Die Chakren werden bei den einzelnen Asanas benannt. Üben Sie dieses Programm regelmäßig acht bis zehn Wochen lang. Wenn Sie den Sonnengruß gut beherrschen, in den Asanas Konzentration, Stabilität und Leichtigkeit halten können, dann wechseln Sie in das Programm der anspruchsvollen Mittelstufe.

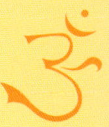

Das Programm

Die Entspannungslage – Savasana

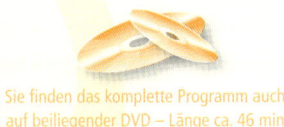

Sie finden das komplette Programm auch auf beiliegender DVD – Länge ca. 46 min

Savasana ist eine Ruhestellung in Rückenlage. Sie wird immer zu Beginn einer Yoga-Stunde in der Anfangsentspannung und am Ende in der Schlussentspannung eingenommen. Savasana hilft Geist und Körper zu entspannen und sich auf Atmung und Wahrnehmung einzustimmen.

Ausführung:
- Gehen Sie in die Rückenlage und legen Sie sich bequem hin. Die Beine liegen hüftbreit auseinander, die Füße fallen leicht nach außen. Die Arme sind etwas vom Körper abgespreizt und die Handinnenflächen leicht zur Decke gedreht. Schulterblätter und Gesäßhälften haben einen angenehmen Kontakt mit dem Boden.
- Zentrieren Sie nun Ihren Geist und lenken Sie Ihre Aufmerksamkeit auf Ihre Atmung. Bei der Einatmung hebt sich Ihre Bauchdecke, während der Ausatmung senkt sie sich. Lösen Sie Ihre Gedanken vom Tagesgeschehen und holen Sie Ihre volle gedankliche Aufmerksamkeit in die Gegenwart zu Ihrem Körper und zu Ihrer Atmung.

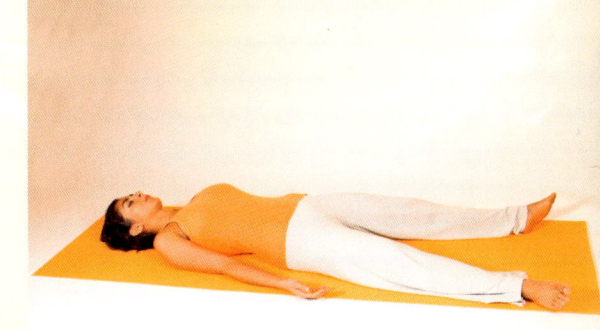

- Lassen Sie ein Gefühl von Weite und Leichtigkeit entstehen. Genießen und wertschätzen Sie diese Momente des bewussten Innehaltens in der Entspannungslage und bereiten Sie so Ihren Geist auf die Yoga-Übungen vor.

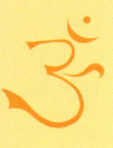

Die Schulterstandbrücke – Sethu Bandha (dynamisch)

Sethu Bandha ist eine hervorragende Ausgleichsübung gegen zu langes Sitzen. Die Hüftbeuger und die gesamte Körpervorderseite werden gedehnt, die Muskeln der Körperrückseite gekräftigt. Führen Sie Sethu Bhanda immer erst dynamisch aus. Die Aufmerksamkeit liegt im Herz- und Kehlkopfchakra. Der Pranafluss in den Lungen wird verstärkt und das Lungenvolumen wird vergrößert.

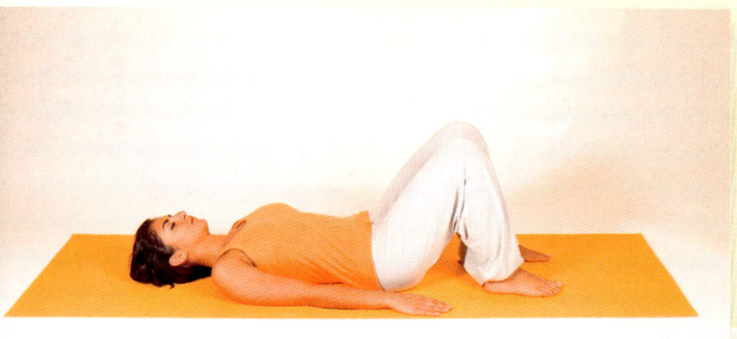

Ausführung (dynamisch):
- Stellen Sie in der Rückenlage die Füße hüftbreit auseinander auf.
- Ziehen Sie die Schulterblätter ein wenig enger zusammen und spannen Sie nun Ihre Gesäß- und Beckenbodenmuskulatur an.
- Lösen Sie langsam, während Sie einatmen, das Gesäß vom Boden und strecken Sie Ihr Becken zur Decke. Kommen Sie so hoch, bis Sie eine spürbare Dehnung in der Hüftbeuge und der Oberschenkelvorderseite wahrnehmen.
- Mit der Ausatmung senken Sie Ihr Gesäß langsam wieder zu Boden. Bringen Sie die Schulterblätter eng zusammen, so dass Ihr Körpergewicht hauptsächlich auf dem Schultergürtel ruht.
- Wiederholen Sie die Bewegung 3–4 Mal.

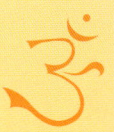

Die Schulterstandbrücke – Sethu Bandha (statisch)

Ausführung (statisch):
- Stecken Sie mit der Einatmung Ihr Becken zur Decke. Halten Sie die Position 5 Atemzüge lang statisch.
- Kommen Sie zurück in die Rückenlage und ziehen Sie die Oberschenkel Richtung Bauchdecke. Führen Sie eine leichte Schaukelbewegung mit dem Rücken aus.

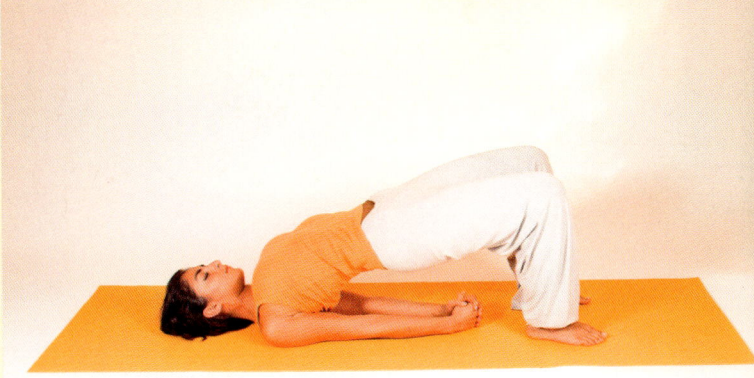

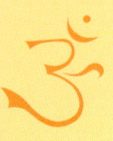
Die Katze (dynamisch) – Marjariasan

Die Katze ist eine Position im Vierfüßlerstand. Sie mobilisiert die Wirbelsäule und die Zwischenwirbelgelenke und erhält und verbessert somit die Geschmeidigkeit der Wirbelsäule. Die Spinalnerven werden stimuliert und der entstehende Pranafluss harmonisiert den ganzen Rücken. Allen Chakren werden durch diese Übung angeregt. In der statischen Variante wird die gesamte Rückenmuskulatur gekräftigt und die Stützkraft der Arme gestärkt.

Ausführung (dynamisch):

- Gehen Sie in den Vierfüßlerstand. Die Knie berühren den Boden hüftbreit direkt unterhalb des Beckens. Die Arme sind gestreckt, die Hände sind unter den Schultern, die Fingerspitzen zeigen nach vorn.

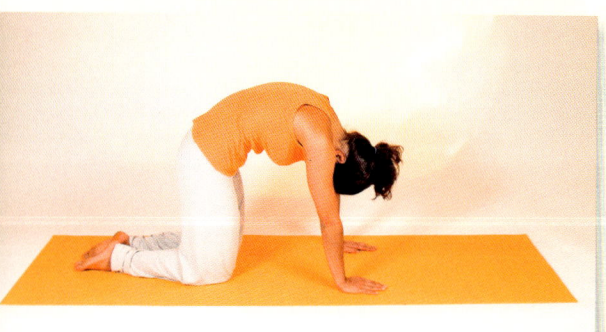

- Beginnen Sie nun die Wirbelsäule einzurollen, indem Sie Stirn und Gesäß aufeinander zu bewegen. Atmen Sie hierbei langsam aus. Starten Sie mit der Bewegung am Steißbein und lassen Sie Ihre Wirbelsäule wellenförmig über Lenden-, Brust- und Halswirbel abrollen.
- Mit der Einatmung rollen Sie Ihre Wirbelsäule wieder auf. Beginnen Sie mit der Bewegung wieder unten am Steißbein.
- Versuchen Sie, die einzelnen Wirbelsäulenabschnitte deutlich zu spüren.
- Bringen Sie Bewegung und Atmung in einen harmonischen und synchronen Ablauf und üben Sie etwa eine Minute lang.

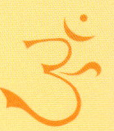

Die Katze (gestreckt) – Marjariasan

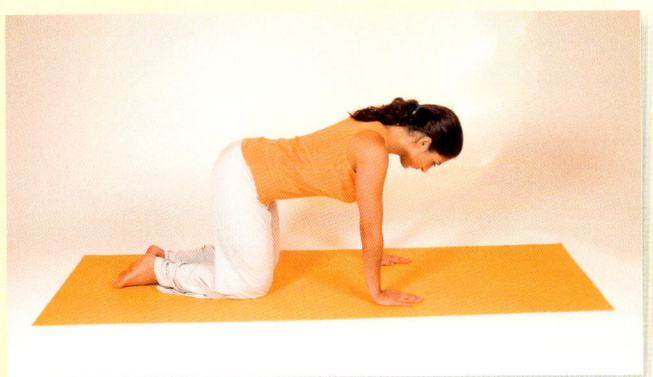

Ausführung (gestreckt):

- In der statischen Variante heben Sie das linke Bein gestreckt vom Boden und strecken es nach hinten. Ziehen Sie die Zehen dabei zum Körper an, wobei beide Hüften waagerecht zur Matte zeigen. Strecken Sie den rechten Arm eng am Ohr anliegend nach vorn aus.
- Blicken Sie neben Ihre linke Hand auf den Boden, wodurch Ihr Nacken eine Linie mit der Wirbelsäule bildet und Sie das Gleichgewicht leichter halten können.
- Halten Sie die Position 20–30 Sekunden mit tiefer Atmung und konzentriertem Geist. Lösen Sie langsam die Position auf und wechseln Sie die Seite.

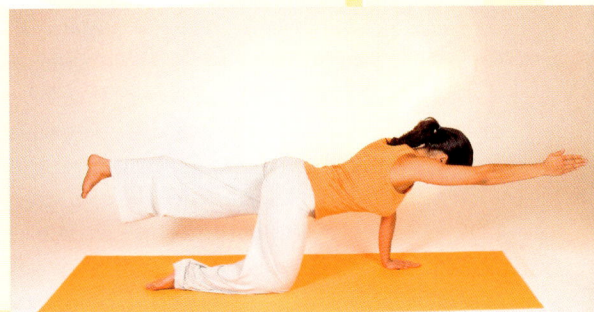

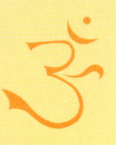
Der Sonnengruß – Surya Namaskar

Einführung:
Der Sonnengruß ist der bekannteste dynamische Bewegungsablauf im Hatha Yoga.
In den verschiedenen Yoga-Stilen wird er in unterschiedlichen Variationen gelehrt, die sich sowohl in der Abfolge als auch in der Intensität unterscheiden. Der klassische Sonnengruß umfasst 12 Asanas (hauptsächlich Standhaltungen, Vor- und Rückwärtsbeugen), die mit zunehmender Übungsdauer in eine geschmeidige und harmonische Bewegung wie in einem Tanz ineinander fließen. Diese Gruppe von dynamischen Asanas wurde den traditionellen Yoga-Übungen erst später hinzugefügt. In den alten Hindukulturen wurde die Sonne nur mit einer kurzen Verbeugung begrüßt.
Die einzelnen Positionen des Sonnengrußes werden immer im Wechsel von Ein- und Ausatmung eingenommen. Eine gute Zeit des Übens ist der Morgen, um den ganzen Körper nach dem Aufwachen einmal durchzudehnen und den Kreislauf in Schwung zu bringen. Auch zu Beginn einer Yoga-Stunde wird der Sonnengruß gerne als Aufwärmübung ausgeführt.

Wirkungen:
Der Sonnengruß ist äußerst wirkungsvoll, um sämtliche Gelenke zu mobilisieren, die Muskeln zu dehnen und zu kräftigen und die Organe zu massieren und anzuregen. Jede Bewegung gleicht die vorhergehende aus, streckt den Körper in die entgegengesetzte Richtung, dehnt und presst den Brustkorb und reguliert dadurch die Atmung. Surya Namaskar ist hervorragend geeignet, den Pranafluss im Körper zu stimulieren und sich so aus einem Zustand geringer physischer Energie wieder aufzuladen. Durch eine schnelle Übungsausführung des Sonnengrußes wird auch der Stoffwechsel beschleunigt und eine verstärkte Ausscheidung von Giftstoffen erreicht.

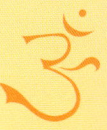

Der Sonnengruß – Surya Namaskar

Der Sonnengruß sollte nicht oder nur sehr behutsam bei fortgeschrittener Schwangerschaft und bei folgenden Problemen ausgeführt werden:

- bei akuten Rückenproblemen (Lumbago, Bandscheibenprobleme)
- bei degenerativen Veränderungen der Wirbelsäule (Scheuermann, Bechterew)
- bei Entzündungen im Körper (besonders Kopf- und Bauchraum)

Übungstipps:
Üben Sie zu Beginn 4 Runden und versuchen Sie, dabei Ihre Bewegungen mit der Atmung in Einklang zu bringen. Mit fortgeschrittener Übungspraxis können Sie bis zu 12 Runden des Sonnengrußes durchführen. Beginnen Sie die Übungsfolge mit einer kurzen Konzentrationsphase, schließen Sie Ihre Augen, stehen Sie aufrecht. Verteilen Sie Ihr Gewicht gleichmäßig auf das rechte und das linke Bein und atmen Sie tief in den Bauchraum. Bringen Sie Ihre Aufmerksamkeit in den Körper und entspannen Sie gedanklich. Atmen Sie immer durch die Nase ein und aus. Stellen Sie sich das Aufgehen der Sonne vor und starten Sie mit der ersten Runde.

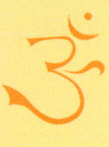
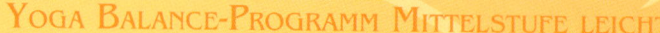

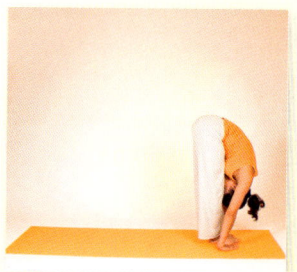

Haltung 11: Padahastasana (stehende Vorwärtsbeuge, Hände zu den Füßen)

Mit dem Ausatmen stellen Sie Ihren linken Fuß neben den rechten, die Hände berühren möglichst den Boden, die Knie sind gestreckt (siehe auch Haltung 4).

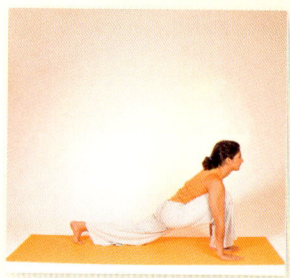

Haltung 10: Ashwa Sanchalanasana (Reiterhaltung)

Mit dem Einatmen bringen Sie Ihr rechtes Bein nach vorne und stellen Ihren Fuß zwischen die Hände. Das linke Bein ist nach hinten ausgestreckt, Knie und Zehen berühren den Boden (siehe auch Haltung 5).

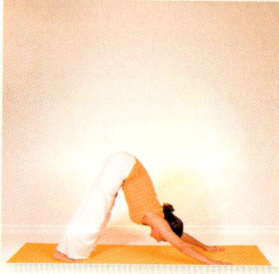

Haltung 9: Ardho Mukha Shvasana (Hund mit dem Kopf nach unten)

Beim Ausatmen setzen Sie Ihre Zehen am Boden auf, drücken sich kraftvoll nach oben und bringen gleichzeitig Ihr Steißbein in Richtung Decke. Die Fersen sinken Richtung Boden, die Arme sind gerade wie Stöcke. Bringen Sie hierfür die Ellenbogen nahe zueinander. Der Rücken ist gerade. Wem das anfangs nicht gelingt, der beugt die Knie etwas und streckt dabei die Wirbelsäule. Der Körper hat nun die Form eines umgekehrten V's.

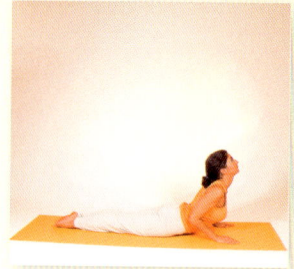

Haltung 8: Bhujangasana (Kobra)

Mit dem Einatmen legen Sie Hüfte und Becken zum Boden hin ab. Strecken Sie Ihre Zehen nach hinten zum Boden hin aus. Spannen Sie Ihre Gesäßmuskulatur an, strecken Sie Ihre Wirbelsäule und lösen Sie den Oberkörper vom Boden. Öffnen Sie Ihr Brustbein und nehmen Sie Ihre Schultern zurück nach hinten. Die Aufrichtung erfolgt aus der Rückenmuskulatur, nicht durch die Arme. Der Unterkörper bleibt dabei bis zur Hüfte am Boden.

Haltung 6: Caturanga Dandasana (Bretthaltung, Liegestützposition)

Mit für kurze Zeit angehaltenem Atem strecken Sie auch das linke Bein nach hinten. Spannen Sie die Beckenbodenmuskeln an und achten Sie darauf, dass Ihr Becken weder durchhängt, noch nach oben abweicht. Der ganze Körper sollte eine möglichst gerade Linie bilden. Durch das Abdrücken der Hände vom Boden bleibt die Stellung stabil.

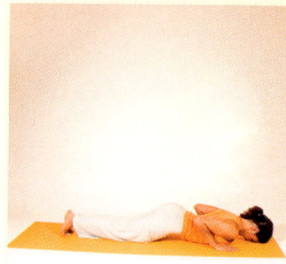

Haltung 7: Ashtanga Namaskar (Gruß mit acht Punkten)

Mit dem Ausatmen setzen Sie zuerst beide Knie, dann die Brust und zuletzt die Stirn (bei gesunder Halswirbelsäule das Kinn) am Boden ab. Po, Hüften und Bauch sind angehoben. In dieser Position berühren acht Punkte den Boden (2 Zehenpaare, 2 Knie, Brust, 2 Hände, Stirn und Kinn)

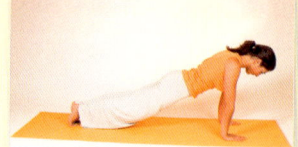

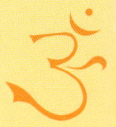

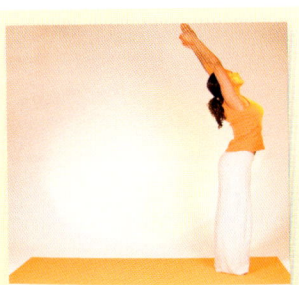

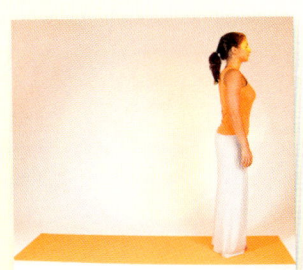

Haltung 1: Tadasana (Berghaltung)
Stehen Sie aufrecht und richten Sie Ihre Aufmerksamkeit auf Ihren Körper und Ihre Atmung

Haltung 12: Hasta Uttanasana (Armstreckung)
Mit der Einatmung richten Sie sich mit gestreckten Armen und geradem unterem Rücken auf, schaffen Länge in der Wirbelsäule und beugen sich leicht nach hinten. Dabei ist das Gesäß wieder leicht angespannt (siehe Haltung 3). Kehren Sie zurück zu Haltung 1.

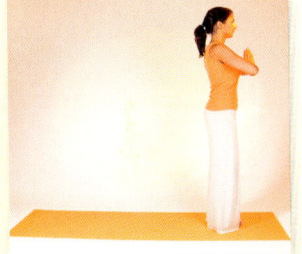

Haltung 2: Padmasana (Gebetshaltung)
Legen Sie während des Ausatmens die Handflächen vor Ihrer Brust aneinander. Diese Haltung ebnet den Weg, das Sonnengebet in Ruhe auszuführen.

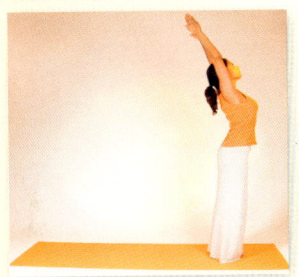

Haltung 3: Hasta Utthanasana (Armstreckung)
Mit der Einatmung heben Sie beide Arme schulterbreit über den Kopf und beugen sich dann aus dieser Streckung heraus mit geöffnetem Brustkorb leicht nach hinten. Spannen Sie die Gesäßmuskulatur und die Bauchmuskulatur etwas an, um ein zu starkes Hohlkreuz zu vermeiden. Entspannen Sie Gesichts- und Halsmuskeln.

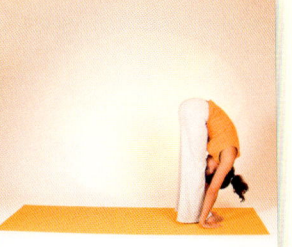

Haltung 4: Padahastasana (stehende Vorwärtsbeuge, Hände zu den Füßen)
Beim Ausatmen beugen Sie sich mit gerade gehaltenem Rücken aus der Hüfte heraus nach vorn. Schieben Sie Ihr Becken etwas nach hinten und versuchen Sie, mit den Handinnenflächen den Boden neben Ihren Füßen zu berühren. Wenn möglich, halten Sie Ihre Knie gestreckt. Übende mit Rückenbeschwerden oder eingeschränkter Beweglichkeit können die Knie etwas beugen.

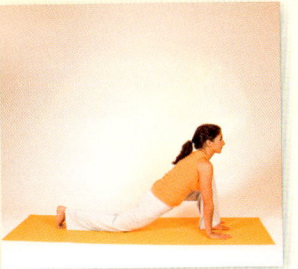

Haltung 5: Ashwa Sanchalanasana (Reiterhaltung)
Mit dem Einatmen machen Sie mit dem rechten Bein einen Ausfallschritt nach hinten, so dass die Beugung des linken Knies einen rechten Winkel bildet. Setzen Sie dann das Knie und die Zehen des rechten Beines am Boden ab. Die Handinnenflächen berühren aus der vorherigen Stellung den Boden neben dem linken Fuß oder werden vor dem Ausfallschritt mit gebeugten Knien dort abgesetzt. Halten Sie Ihren Rücken möglichst gerade (der Oberkörper schmiegt sich gestreckt an den linken Oberschenkel). Strecken Sie den Kopf sachte nach oben und richten Sie den Blick nach vorne.

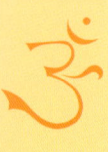

Der Berg – Tadasana

Tadasana ist die Grundstehposition im Yoga. In dieser Position verbindet Ihr Körper Himmel und Erde, spüren Sie die Erdanziehungskraft über ihre Fußsohlen und die Aufrichtung nach oben über ihre Fontanelle. Tadasana zeichnet sich durch eine Detailfülle aus und erfordert einen achtsamen Geist. Viele Fehlhaltungen des Körpers können durch die bewusste Ausführung von Tadasana korrigiert werden und der gesamte Pranafluss des Körpers wird harmonisiert.

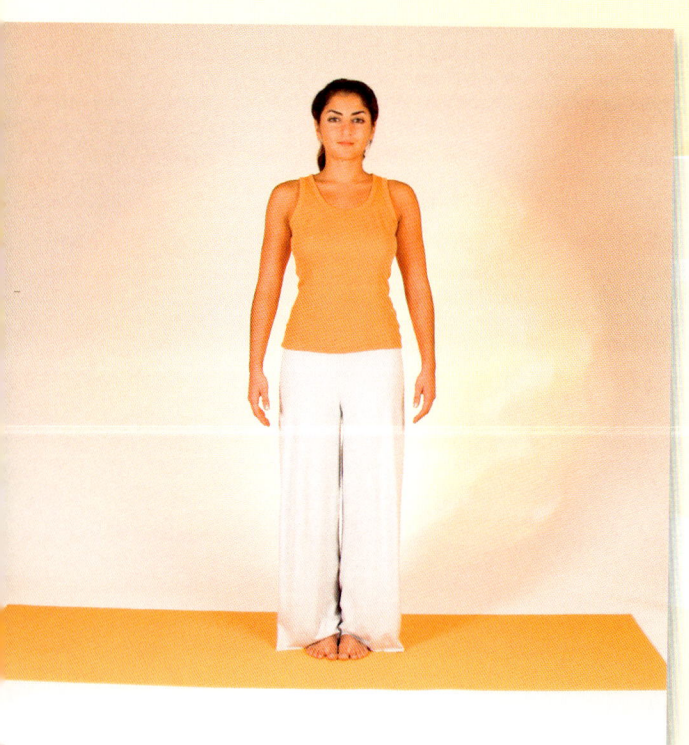

Ausführung:
• Stellen Sie sich aufrecht hin, die beiden großen Zehen berühren sich fast. Verteilen Sie nun Ihr Körpergewicht gleichmäßig auf das linke und das rechte Bein. Nehmen Sie die Aufmerksamkeit zu Ihren Fußsohlen und spüren Sie die drei Punkte, an denen das Körpergewicht zu spüren ist (Großzehen-, Kleinzehenballen und Ferse).

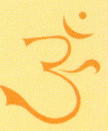

- Halten Sie ein natürliches Fußgewölbe.
- Beginnen Sie nun mit der Aufrichtung Ihres Körpers. Ziehen Sie Ihre Kniescheiben nach oben und drücken Sie Ihre Kniekehlen sanft durch. Richten Sie Ihre Wirbelsäule auf und spreizen Sie Ihre Arme etwas vom Körper ab, so dass Ihre Achselhöhlen belüftet werden.
- Bewegen Sie nun Ihre Schultern nach unten und hinten. Nehmen Sie eventuell auftretende Spannungen aus dem Schultergürtel und achten Sie darauf, dass beide Schultern gleichmäßig nach unten gerichtet sind.
- Visualisieren Sie an Ihrer Fontanelle einen Faden, der Sie wie eine Marionette ganz leicht nach oben zieht. Ihre Halswirbelsäule wird dadurch aufgerichtet.
- Bleiben Sie in voller Achtsamkeit in dieser Position stehen und spüren Sie die beiden Energien in Ihrem Körper: Fußsohlen – Verbindung zur Erde, Fontanelle – Aufrichtung zum Himmel.

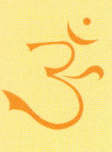

Das Dreieck – Trikonasana

Das Dreieck ist eine Stehposition, in welcher die Wirbelsäule zur Seite geneigt wird und die Körperflanken und die Muskeln an der Rumpfseite gedehnt werden. Bei leichter Kippung zur Seite ohne Abstützen der Hand am Oberschenkel wirkt es kräftigend, bei stärkerer Kippung mit aufgestützter Hand dehnt es intensiver. Das Dreieck regt die Verdauung an. Das Bauchchakra wird stimuliert. Auf der seelischen Ebene wirkt es gegen Depressionen, da Sie neuen Mut durch den veränderten Blickwinkel schöpfen können.

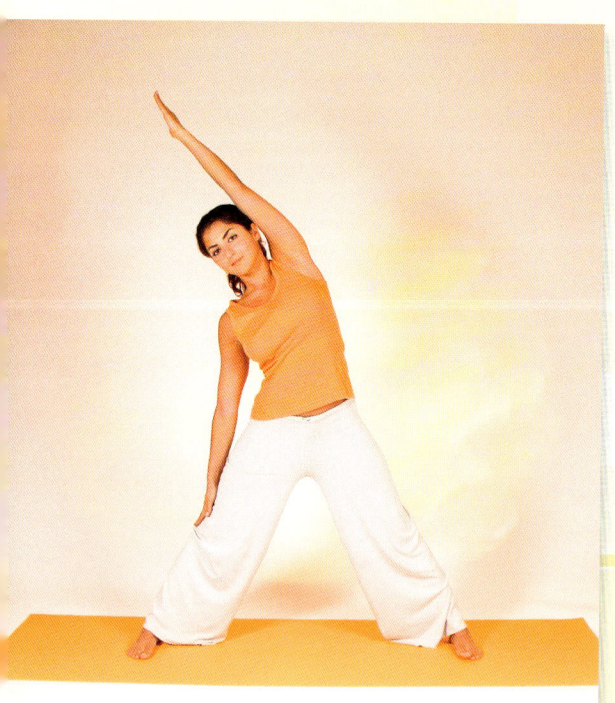

Ausführung:

- Stellen Sie die Beine einen Meter auseinander, die Fußaußenkanten stehen parallel zueinander. Spreizen Sie Ihre Arme waagrecht gestreckt zur Seite aus.
- Kippen Sie nun zuerst mit dem Oberkörper nach rechts, ohne sich mit der rechten Hand am Oberschenkel abzustützen.

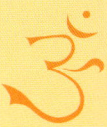

Wenn Sie Ihre linke Körperseite stärker dehnen möchten, neigen Sie Ihren Oberkörper weiter nach rechts und stützen Sie sich dabei mit der rechten Hand am rechten Oberschenkel ab.

- Halten Sie die Position ein paar Atemzüge lang und richten Sie sich langsam wieder auf. Strecken Sie die Wirbelsäule einmal nach oben und beginnen Sie dann mit der Kippung zur linken Seite.
- Halten Sie Ihre Hüften immer gerade nach vorne ausgerichtet, um ein Kippen des Oberkörpers nach vorne oder hinten
zu vermeiden.

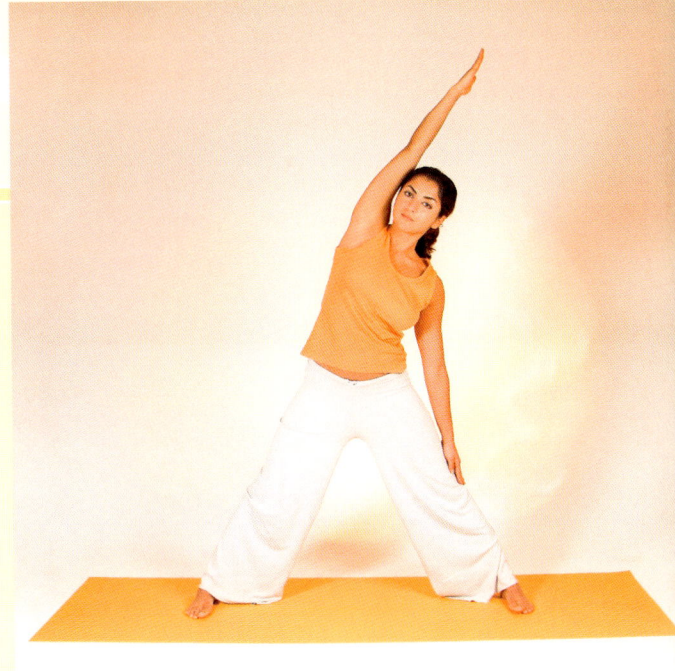

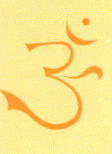

Der Krieger II – Virabhadrasana

Virabhadrasana ist eine kräftigende Haltung im Stehen, in der sich der Körper aufrecht vom Becken aus aufrichtet. Die Bein- und Schultermuskulatur wird gekräftigt, die Brust wird gedehnt. Anmut und Stärke zeichnen diese Stellung aus. Die Konzentration ist im Sakralchakra. Auf der geistigen Ebene verhilft Ihnen diese Position zu mehr Selbstvertrauen und Durchhaltevermögen.

Ausführung:
• Machen Sie einen weiten Ausfallschritt. Drehen Sie Ihren rechten Fuß 45° nach innen und stellen Sie den linken 90° nach vorne. Halten Sie Ihre Hüften parallel zueinander. Die Ferse des vorderen und der Spann des hinteren Fußes bilden eine gerade Linie.

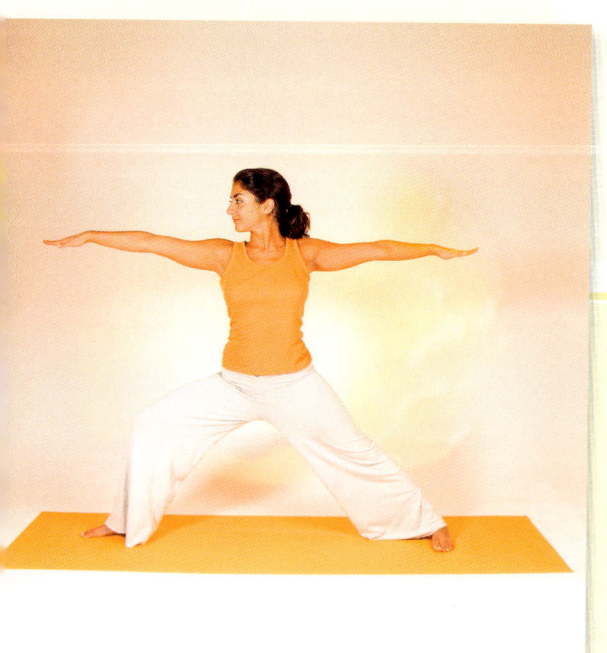

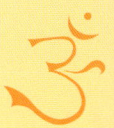

- Strecken Sie jetzt Ihre Arme waagrecht auseinander und beugen Sie das linke Knie soweit, dass der linke Oberschenkel parallel zum Boden steht. Halten Sie dabei Ihren Oberkörper in einem geraden Lot und die Arme waagrecht in einer Linie.
- Drehen Sie Ihren Kopf zur linken Seite und blicken Sie über die linke Hand hinaus in den Raum. Spüren Sie die Öffnung (weite Streckung) des Brustraums und die Kräftigung der Beine.
- Verlagern Sie Ihr Körpergewicht etwas auf das hintere Bein und halten Sie die Fußaußenkante am Boden.
- Halten Sie die Position einige Atemzüge lang und atmen Sie tief in den Bauchraum. Bringen Sie Leichtigkeit in den Ausdruck.
- Lösen Sie die Position dann langsam wieder auf und wechseln Sie die Seite. Drehen Sie jetzt Ihren linken Fuß 45° nach innen und stellen Sie den rechten 90° nach vorne. Führen Sie die Übung nun in gleicher Weise durch.

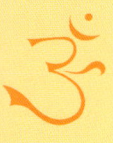

Der Baum – Vrikshasana

Der Baum ist eine Gleichgewichtsübung im Stehen. Der Pranafluss in Kopf und Gehirn wird harmonisiert, führt zu gedanklicher Ruhe und fördert die Konzentration. Die Aufmerksamkeit liegt beim Herz- und Stirnchakra. Ruhen Sie sicher und fest in Ihrer Mitte und tanken Sie Stärke, Festigkeit und Ruhe in dieser Position. Zudem erfolgt eine Kräftigung der Beinmuskulatur.

Ausführung:
- Fixieren Sie mit Ihren Augen einen unbewegten Punkt vor sich am Boden oder an der Wand.
- Heben Sie Ihr linkes Bein und drücken Sie Ihren Fuß an die Oberschenkelinnenseite Ihres rechten Beines oder legen Sie ihn in die rechte Hüftbeuge (Fortgeschrittene).

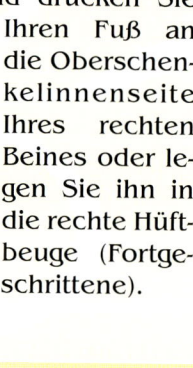

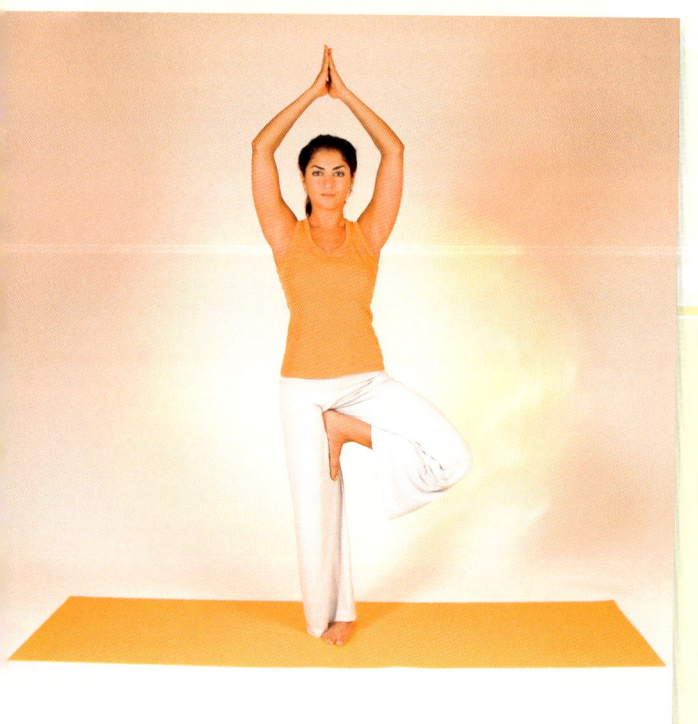

Richten Sie die Wirbelsäule auf und strecken Sie die Arme entweder nach oben
mit zusammengelegten Handinnenflächen oder legen Sie die zusammengefalteten Hände vor ihren Brustkorb.
· Entspannen Sie die Fußmuskeln des
Standbeines. Halten Sie die Augen auf
den festen Punkt fixiert und beobachten
Sie Ihre Atmung.
· Lassen Sie ihre Gedanken zur Ruhe
kommen und bringen Sie Leichtigkeit in
Ihren Ausdruck.
· Halten Sie die Position 60–90 Sekunden und wechseln Sie dann langsam die
Seite.

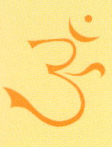

Das Kind – Balasana

Das Kind ist eine Entspannungsübung im Yoga. Der gesamte Rücken wird sanft gedehnt und der Lebermeridian leicht angeregt. Die Übung führt die Aufmerksamkeit von der Außenwelt weg, hin nach innen. Achten Sie bei Knieproblemen darauf, dass Sie nicht zu tief beugen.

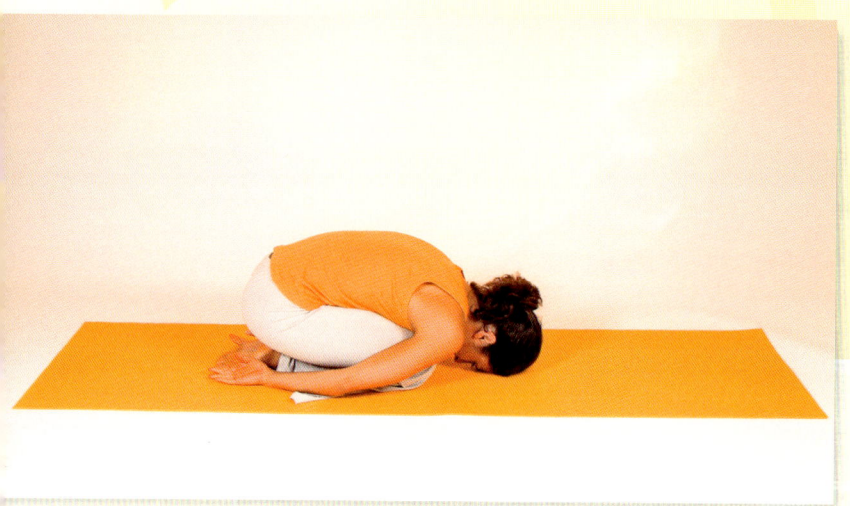

Ausführung:
- Legen Sie Ihren Oberkörper auf die zusammengelegten Oberschenkel. Wenn Sie dadurch zuviel Druck auf Brust- und Bauchraum verspüren, können Sie Ihre Oberschenkel etwas weiten und den Oberkörper dazwischen ablegen.
- Bringen Sie Ihre Stirn zum Boden und legen Sie Ihre Arme seitlich neben die Oberschenkel nach hinten ab.
- Atmen Sie zwei bis drei Atemzüge in dieser Position und richten Sie sich dann langsam von der Halswirbelsäule beginnend wieder auf.

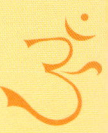

Der Hund – Adho mukha svanasana

Der Hund ist eine der Umkehrpositionen im Yoga, da der Kopf unterhalb des Herzens liegt. Im Hund werden die Oberschenkelrückseiten, die Waden, die Brust sowie der Rücken intensiv gestreckt und die Arme und der obere Rücken werden gekräftigt. Durch die Umkehrung der inneren Organe in dieser Position werden die Durchblutung und die Funktion der Drüsen verbessert. Der verstärkte Blutstrom zum Gehirn optimiert die Konzentrationsfähigkeit. Die Bauch-, Stirn- und Scheitelchakren werden in dieser Position angeregt.

Ausführung:
- Strecken Sie aus der Kinderstellung heraus die Arme nach vorn und setzen Sie die Hände schulterbreit mit weit gespreizten Fingern (Mittelfinger zeigen nach vorn) auf.

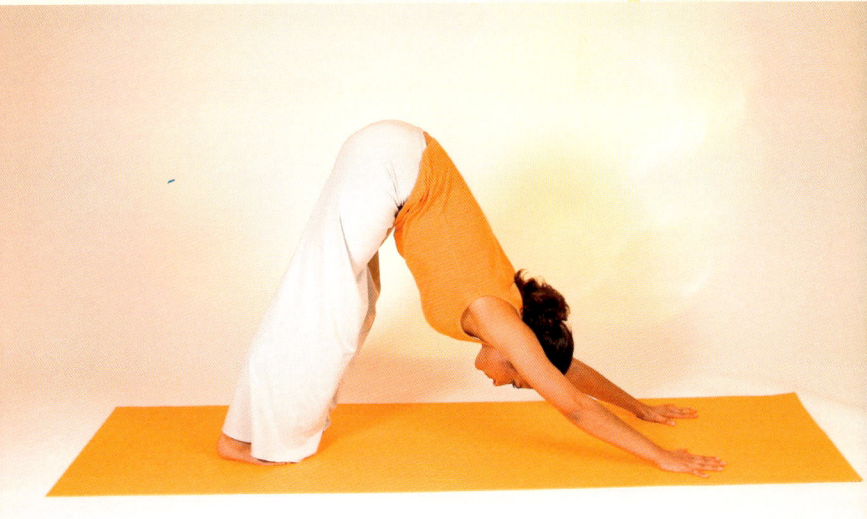

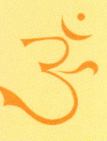

Mit dem Einatmen lösen Sie das Becken von den Fersen, mit dem Ausatmen strecken Sie Ihr Gesäß so weit wie möglich zur Decke und kommen dazu auf die Zehenspitzen.

- Kippen Sie nun mit dem Becken nach vorn, so dass die Bauchdecke näher an den Oberschenkeln liegt. Lassen Sie die Fersen Richtung Boden sinken und intensivieren Sie so die Dehnung der Oberschenkelrückseite und Waden.
- Zur Entlastung des unteren Rückens können Sie Ihre Fersen minimal nach außen drehen. Atmen Sie ruhig und gleichmäßig und halten Sie die Stellung 30–60 Sekunden lang.
- Lösen Sie die Position langsam wieder auf und entspannen Sie danach in der Kinderstellung.

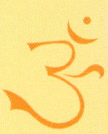

Der Stock – Dandasana

Dandasana dient als vorbereitende Übung für die sitzende Vorwärtsbeuge. Sie hilft, das Becken zu kippen (Tendenz Hohlkreuz) und die Wirbelsäule in eine gerade Streckung zu bringen. Es erfolgt eine Kräftigung der gesamten Rückenmuskulatur und eine Dehnung der Oberschenkelrückseiten.

Ausführung:
- Strecken Sie im Sitzen die Beine nach vorne aus. Lassen Sie zu Anfang die Knie etwas angewinkelt. Stützen Sie sich mit den Händen neben den Hüften ab und kippen Sie Ihr Becken.
- Richten Sie Ihre Wirbelsäule vom Becken her gerade auf und schieben Sie Ihr Brustbein leicht nach vorne. Ihre Halswirbelsäule bildet eine gerade Linie mit Ihrer Brust- und Lendenwirbelsäule. Wenn Sie geübter sind, können Sie die Hände vom Boden lösen und beide Arme nach oben strecken.

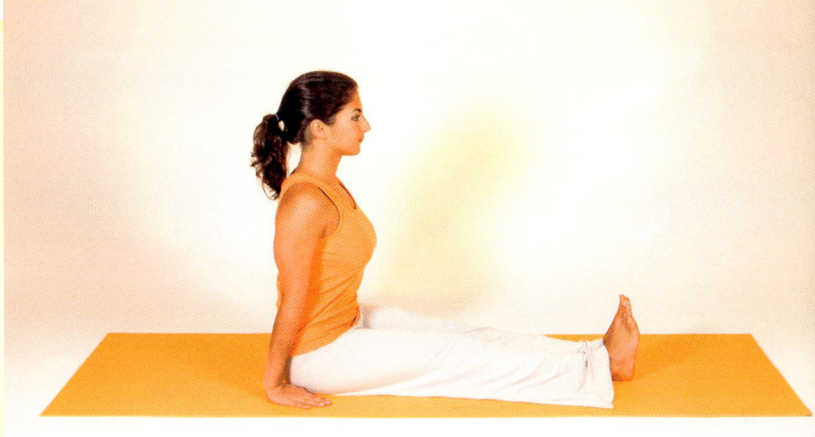

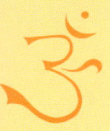

- Mit fortschreitender Übungsdauer können Sie die Knie durchstrecken und die aktive Aufrichtung der Wirbelsäule mit Hilfe der Rückenmuskulatur ohne Abstützen der Hände halten. Strecken Sie beide Arme nach oben.
- Verweilen sie fünf bis sechs Atemzüge in der Position. Gehen Sie dann aus der Streckung in die Vorwärtsbeuge (Paschimottanasana).

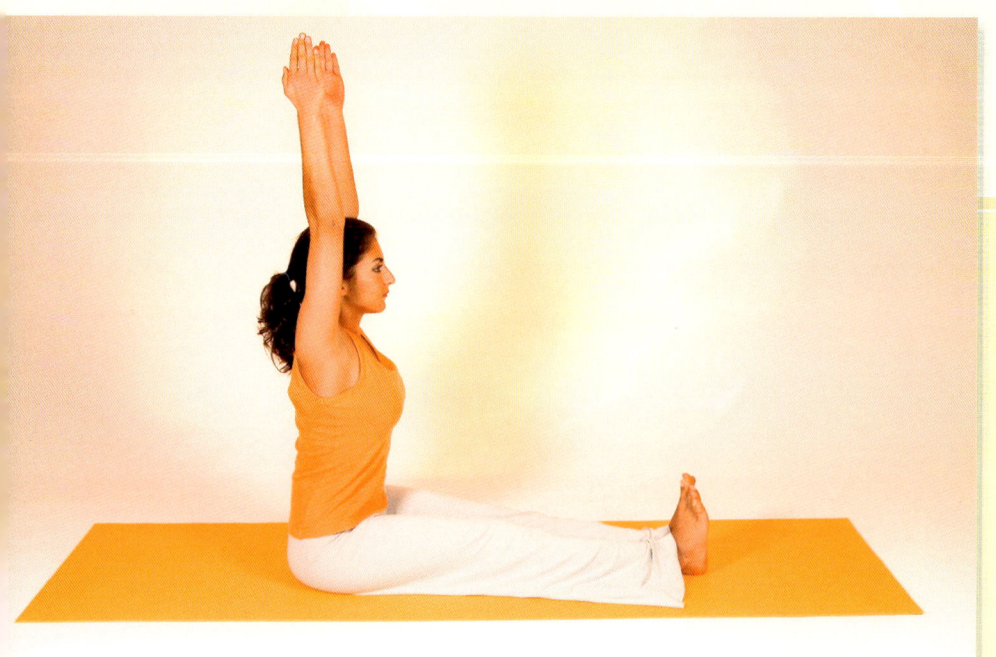

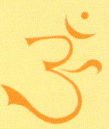

Die Vorwärtsbeuge – Paschimottanasana

Paschimottanasana sollte immer im Anschluss an die Stockposition geübt werden. Sie dehnt den Rücken, die Oberschenkelrückseite sowie die Wadenmuskulatur und energetisiert müde Beine. Der Pranafluss der Körperrückseite wird stimuliert und die Organe des Bauchraumes werden massiert. Die Konzentration liegt auf dem Sakral und Bauchchakra, richten Sie ihre geistige Haltung in dieser Position auf das Loslassen, die Hingabe und das Ausatmen. Lassen Sie sich von der Schwerkraft sanft nach unten ziehen.

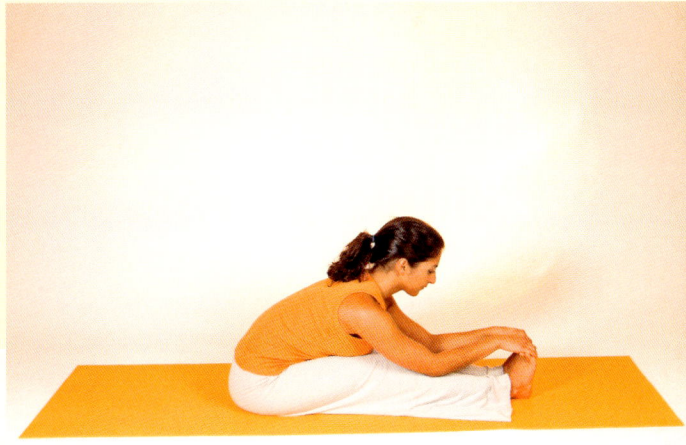

Ausführung:
- Strecken Sie in Dandasana die Arme hoch und lassen Sie Ihr Becken gekippt. Beugen Sie sich langsam aus dem Hüftgelenk nach vorne, halten Sie das Kinn hoch und schieben Sie Ihr Brustbein leicht nach vorne.
- Greifen Sie nun Ihre Zehen oder die Fußgelenke. Halten Sie dabei die Kinnspitze oben, um nicht zu stark im oberen Rücken zu krümmen.

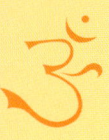

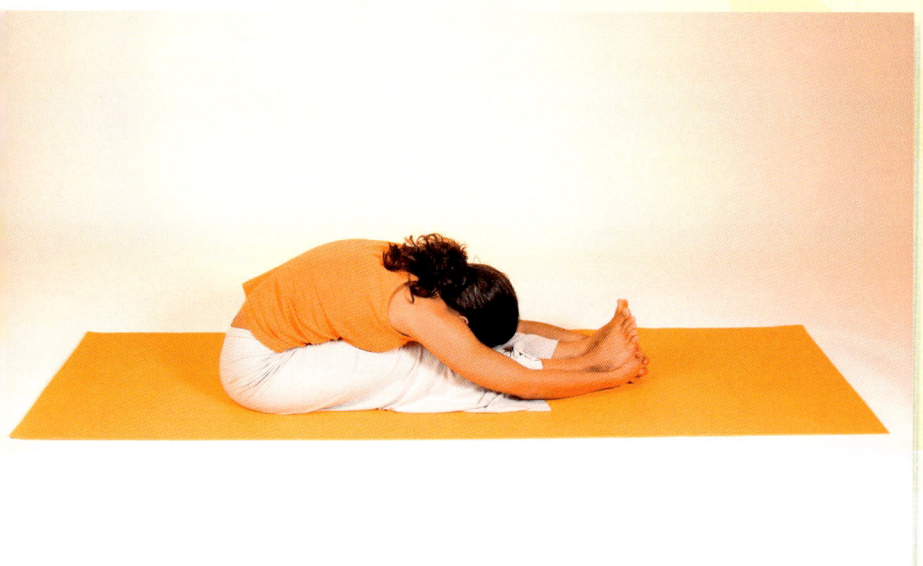

- Bei eingeschränkter Beweglichkeit können Sie eine Schnur benutzen oder die Knie leicht angewinkelt lassen. Üben Sie nicht mit zuviel Willenskraft und akzeptieren Sie den leichten Dehnungsschmerz an der Oberschenkelrückseite. Entspannen Sie mit jedem Ausatmen in die Position hinein und versuchen Sie dabei, etwas weiter zu dehnen.
- Achten Sie bei der Ausführung auf einen geraden Rücken und bewegen Sie sich immer aus der Hüfte nach vorn, so dass Bauchdecke und Oberschenkel enger zusammenkommen.
- Versuchen Sie, Ihr Gesicht Richtung Schienbein zu bewegen.
- Verweilen Sie ungefähr eine Minute in der Position mit tiefer Yogabauchatmung und richten Sie sich dann langsam wieder auf.

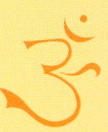

Die Schiefe Ebene – Setuasana

Setuasana ist eine Gegenbewegung bzw. Ausgleichstellung nach der Vorwärtsbeuge. Sie dehnt die Körpervorderseite und trainiert und kräftigt die Stützkraft der Arme, die Körperrückseite, insbesondere den Lendenbereich und die Waden. Die Konzentration liegt im Bauchchakra. Wenn Sie die Übung als zu anstrengend empfinden, winkeln Sie die Knie etwas an und halten Sie die Stuhlposition.

Ausführung:
- Stellen Sie Ihre Hände hinter Ihrem Rücken auf. Drücken Sie sich vom Boden hoch und bewegen Sie das Becken nach oben. Ihre komplette Körpervorderseite befindet sich in einer Dehnung.
- Halten Sie die Halswirbelsäule gerade und bleiben Sie 3–4 Atemzüge in dieser Position.
- Lösen Sie die Übung behutsam wieder auf und entspannen Sie einen Moment lang in der Rückenlage mit aufgestellten Füßen.

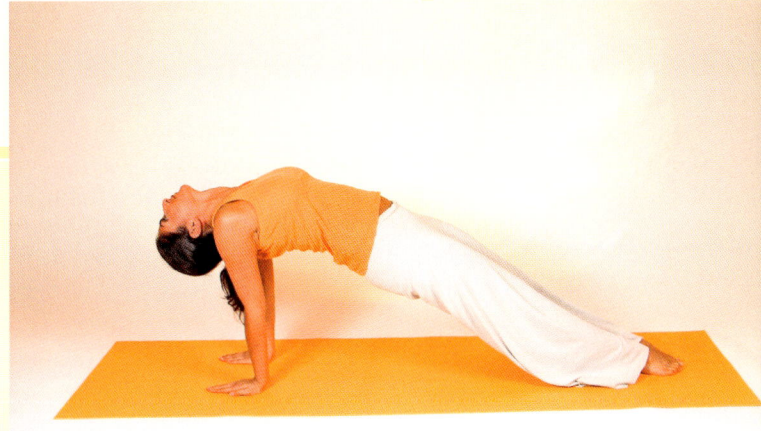

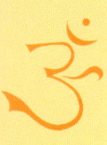

Das Boot – Narvasana

Das Boot ist eine vorbereitende Übung für alle Rückwärtsbeugen. Alle Muskeln der Körperrückseite, also der gesamte Rücken, Gesäß und Oberschenkelrückseite, werden gekräftigt. Die Konzentration liegt beim Sakral- und Bauchchakra.

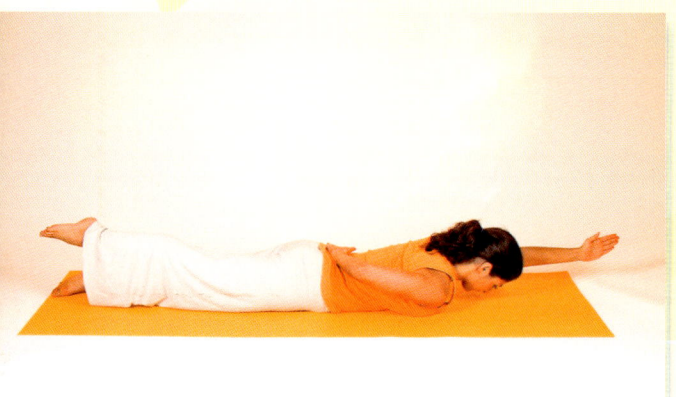

Ausführung – Vorbereitende Übung:
- Kommen Sie in die Bauchlage. Betten Sie Ihren Kopf auf die zusammengelegten Hände und entspannen Sie ein paar Atemzüge.
- Strecken Sie den rechten Arm nach vorne aus, legen Sie Ihren linken Handrücken auf die rechte Gesäßhälfte, heben Sie den Kopf leicht an und halten Sie den rechten Arm und das linke Bein gestreckt schwebend über dem Boden. Der Blick geht nach unten.
- Verweilen Sie 5 Atemzüge in dieser Position und wechseln Sie dann die Seite.

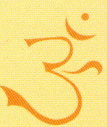

Vollständiges Boot:
- Strecken Sie beide Arme nach vorne aus und heben Sie mit dem Einatmen beide Arme, beide Beine und den Kopf vom Boden.
- Halten Sie die Position 5 Atemzüge lang.
- Die Übung kann als sehr anstrengend empfunden werden. Legen Sie während der Ausführung den gedanklichen Fokus nicht auf die Anstrengung, sondern auf die Atmung.

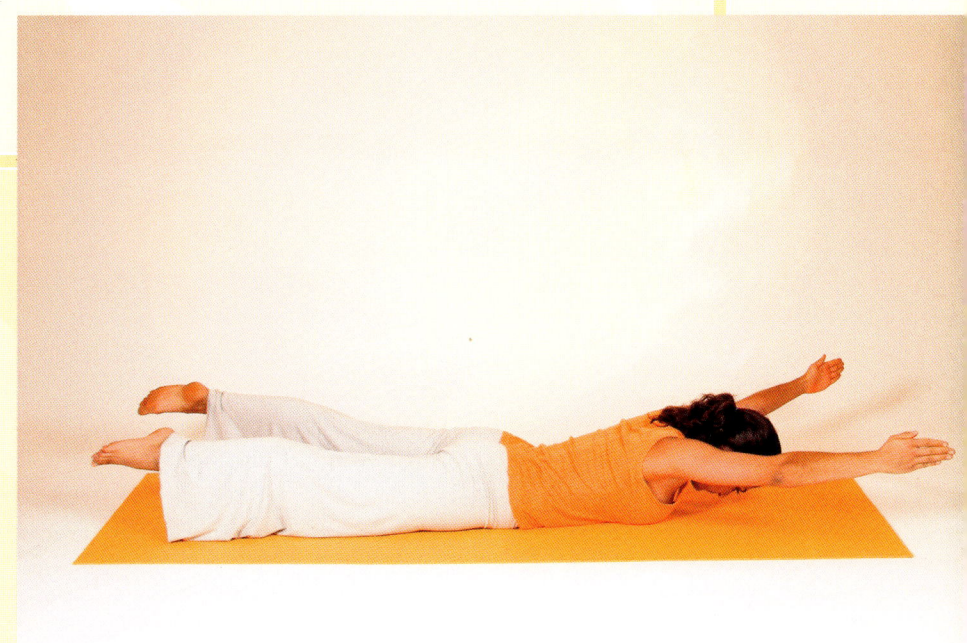

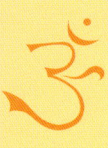

Die Kobra – Bhujangasana

Die Kobra ist eine Position, die den Brustraum öffnet und die unteren Rückenmuskeln sowie die Gesäßmuskulatur kräftigt. Die Kobra wird als sehr wohltuend empfunden, da sie einen starken Pranafluss im gesamten Rücken entstehen lässt. Die Konzentration liegt auf dem Sakral-, dem Bauch- und dem Herzchakra. Auf der geistigen Ebene können Sie höhere Ideale visualisieren.

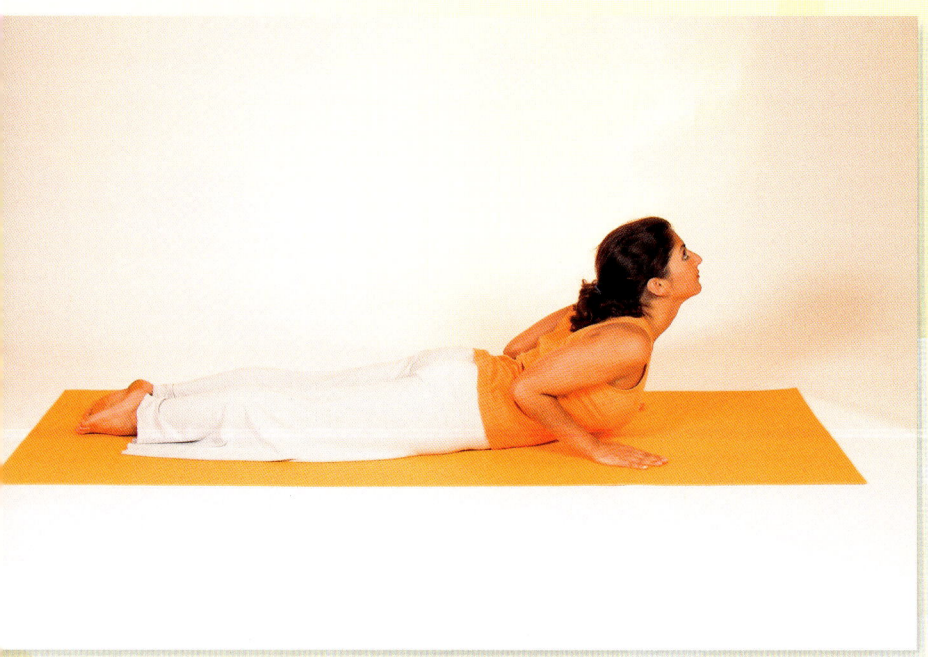

Ausführung:
- Setzen Sie aus der Bauchlage die Hände genau unter die Schultern, so dass die Fingerspitzen und die Schultern eine Linie bilden.

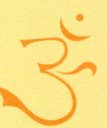

- Nehmen Sie die Ellenbogen eng an den Körper und aktivieren Sie jetzt etwas Ihre Gesäßmuskulatur, um die Lendenwirbelsäule zu stabilisieren.
- Richten Sie durch Anspannung der Rückenmuskulatur Ihren Oberkörper langsam vom Boden her auf, zunächst die Hals-, dann die Brust- und zum Schluss die Lendenwirbelsäule. Die Wirbelsäule muss in ihrer gesamten Länge an der Dehnung beteiligt sein, das gesamte Rückgrat sollte gestreckt sein und Wirbel für Wirbel aufgerollt werden.
- Wölben Sie Ihren Brustkorb nach vorne und die Wirbelsäule nach hinten ohne zuviel Gewicht auf die Lendenwirbel zu legen. Gehen Sie am Anfang nur soweit, wie Sie den Rücken auch ohne die Unterstützung der Arme aufrichten können.
- Sie können die Hände anfangs neben dem Brustkorb aufsetzen, Fortgeschrittene setzen die Hände näher in Richtung Hüften auf. Spannen Sie während der gesamten Übungsdauer (10–20 Sekunden) ihre Gesäß- und Rückenmuskulatur an. Lösen Sie langsam wieder Wirbel für Wirbel auf und entspannen Sie in der Bauchlage.

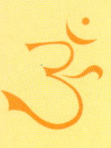

Der Panther – Utthita Balasana

Der Panther ist eine Zwischenposition, die besonders nach Rückwärts-beugen ausgleichend wirkt. Die Wirbelsäule wird gestreckt und die Ober-schenkelinnenseiten werden sanft gedehnt. Achten Sie bei Knieproble-men darauf, dass Sie nicht zu tief beugen.

Ausführung:
- Ausgangsposition ist die Kinderstellung. Bringen Sie die großen Zehen zusammen und öffnen Sie die Knie, stre-cken Sie die Arme nach vorn, während das Gesäß in Ver-bindung mit den Fersen bleibt.
- Legen Sie die Stirn möglichst am Boden ab und wandern Sie mit den Fingerspitzen weiter nach vorne, um eine ma-ximale Länge in den Rücken zu bekommen.
- Genießen Sie die Streckung und entspannen Sie 5–6 Atem-züge lang in dieser Position.

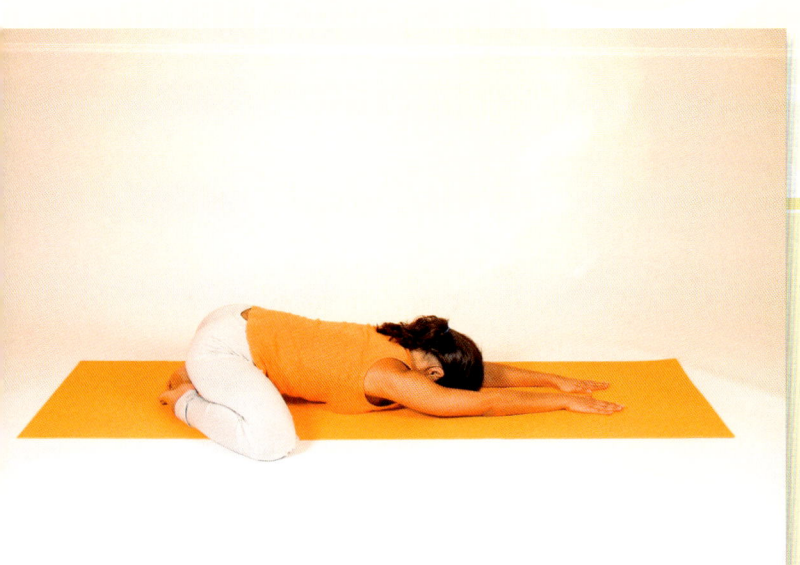

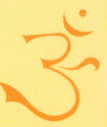

Der Sitzende Berg – Vajrasana

Der sitzende Berg führt in eine intensive Streckung des Oberkörpers und der Arme. Der Rücken wird gekräftigt, wobei gleichzeitig die Fußrücken und die Oberschenkelvorderseite gedehnt werden. Bei eingeschränkter Beweglichkeit in den Sprunggelenken kann alternativ der Schneidersitz oder eine andere Sitzposition gewählt werden. Die Aufmerksamkeit liegt im Herz-und Kehlkopfchakra.

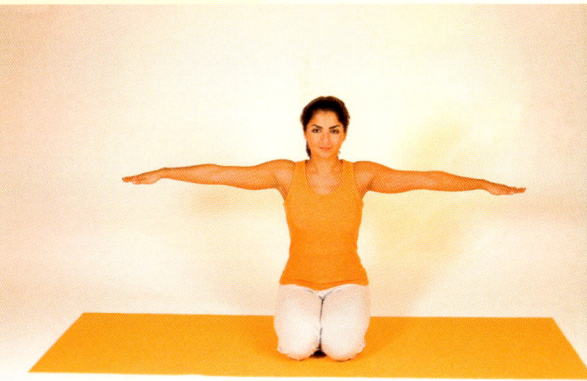

Ausführung:
- Kommen Sie in den Fersensitz. Achten Sie darauf, dass beide Sitzhöcker Kontakt mit den Fersen haben.
- Richten Sie nun Ihren Blick geradeaus und strecken Sie die Arme in einer synchronen Bewegung zur Seite aus.

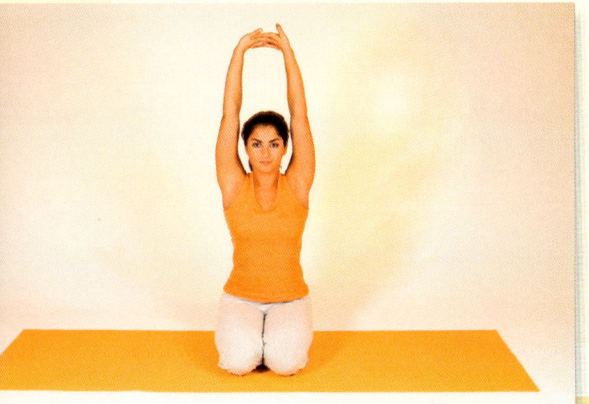

- Drehen Sie die Handinnenflächen zur Decke und strecken Sie dann die Arme senkrecht hoch. Verschränken Sie die Finger ineinander und drehen Sie die Handinnenflächen nach oben.

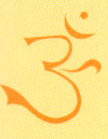

- Halten Sie Hüften und Becken entspannt und strecken Sie sich aus den Achselhöhlen nach oben.
- Ziehen Sie Ihren Bauchnabel etwas nach innen Richtung Wirbelsäule, um ein zu starkes Hohlkreuz zu vermeiden.
- Entspannen Sie mit geschlossenen Augen und konzentrieren Sie sich auf die Bauchatmung. Legen Sie ein Lächeln auf ihre Lippen und halten Sie die Position 30–60 Sekunden lang.
- Lösen Sie die Asana genauso langsam wieder auf, wie sie aufgebaut wurde, und entspannen Sie dann für ein paar Atemzüge in der Kinderstellung.

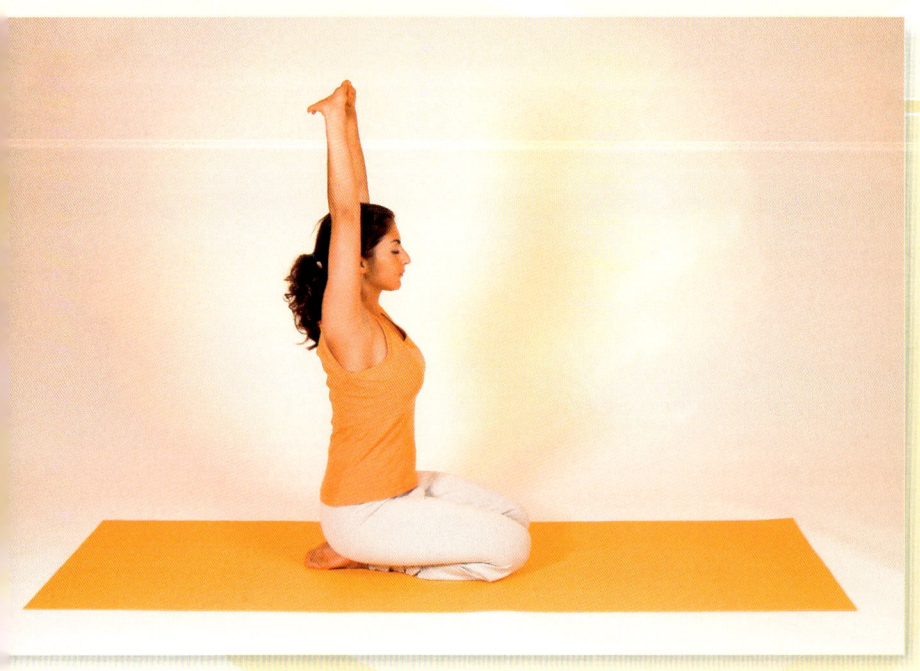

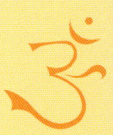

Das Krokodil – Jathara Parivartanasana

Das Krokodil ist in der statischen Variation eine wohltuende Dehn- und Entspannungshaltung, die bis tief in die Wirbelgelenke hinein wirkt. Frisches und sauerstoffreiches Blut wird zu den unteren inneren Organen geführt.

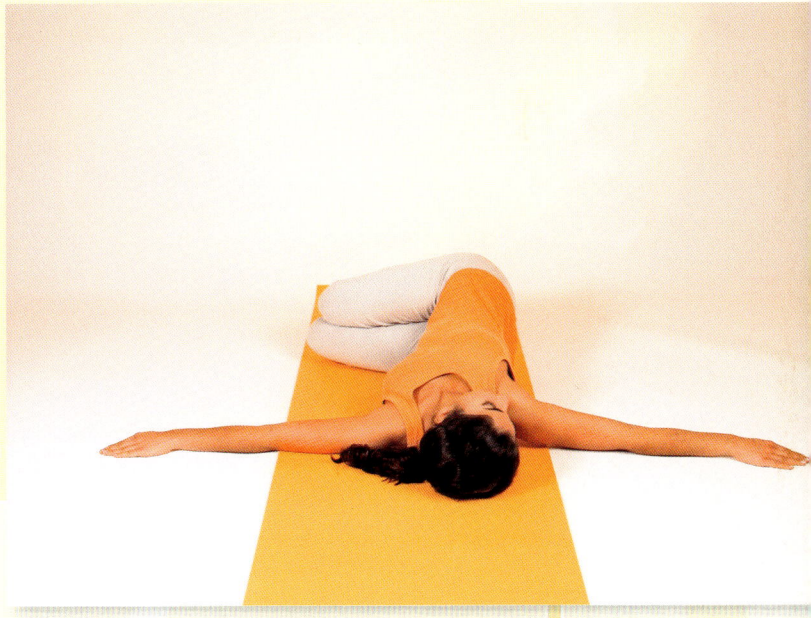

Ausführung:
- Stellen Sie Ihre Füße parallel zueinander auf und spreizen Sie die Arme waagerecht zu den Seiten hin aus.
- Lassen Sie nun beide Knie nach rechts zum Boden ab und drehen Ihren Kopf nach links.
- Verweilen Sie dann für ca. 1 Minute in der Position und wechseln Sie dann die Seite.

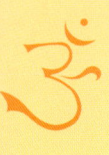

Die Schlussentspannung und die Meditation

Die Schlussentspannung bildet einen wichtigen Bestandteil einer Yoga-Stunde. Gönnen Sie Ihrem Körper und Geist diese Zeit des bewussten Innehaltens. Auf der pranischen Ebene wird ihr Nervensystem harmonisiert. Durch die gelenkte Entspannung in die einzelnen Körperteile entsteht ein Gefühl der Einheit und Harmonie. Ihr Geist und Ihre Konzentration verbessern sich und Sie entwickeln mehr Achtsamkeit für Ihren Körper. Versuchen Sie in der Schlussentspannung nicht einzuschlafen und halten Sie Ihren Geist an der Grenze zwischen bewusster Entspannung und Schlafzustand.

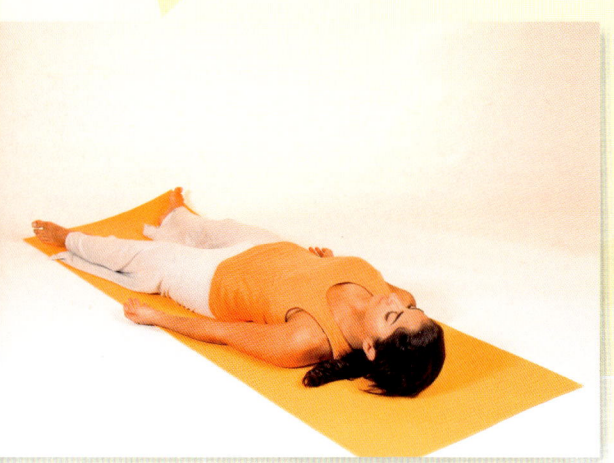

Ausführung:
- Legen Sie sich in Savasana (gleiche Position wie in der Anfangsentspannung).
- Gehen Sie mit Ihrer Aufmerksamkeit zum Bauchraum, zum Manipurachakra. Atmen Sie tief in den Bauchraum hinein und schicken Sie mit dem nächsten Ausatmen eine Welle der Entspannung durch die Beine bis in die Zehenspitzen. Wiederholen Sie die Übung zwei bis drei Mal im Geiste.
- Verlagern Sie dann Ihre Aufmerksamkeit zum Brustraum, zum Anahatachakra. Atmen Sie tief in den Brustraum hinein und schicken Sie mit dem Ausatmen eine Welle der Entspannung durch beide Arme bis in die Fingerspitzen. Wiederholen Sie die Übung zwei, bis drei Mal im Geiste.

- Gehen Sie dann mit Ihrer Aufmerksamkeit zur Kopfhaut, zur Fontanelle, zum Sahasharachakra. Atmen Sie tief zur Fontanelle hin ein und schicken Sie mit dem nächsten Ausatmen eine Welle der Entspannung die ganze Wirbelsäule hinunter bis zum Steißbein. Wiederholen Sie die Übung zwei bis drei Mal im Geiste.
- Nehmen Sie dann Ihre Aufmerksamkeit zum Punkt zwischen den Augenbrauen, zum Ajnachakra. Atmen Sie tief ein hin zum Ajnachakra und schicken Sie eine Welle der Entspannung über Ihr Gesicht und die komplette Haut Ihres Körpers. Wiederholen Sie auch hier die Übung zwei bis drei Mal im Geiste.
- Bleiben Sie noch ein paar Atemzüge lang in der Rückenlage und entspannen sich bewusst.
- Bewegen Sie dann langsam wieder Ihre Zehen und Finger, räkeln und strecken Sie sich. Kommen Sie dann in eine Sitzposition für die Abschlussmeditation.

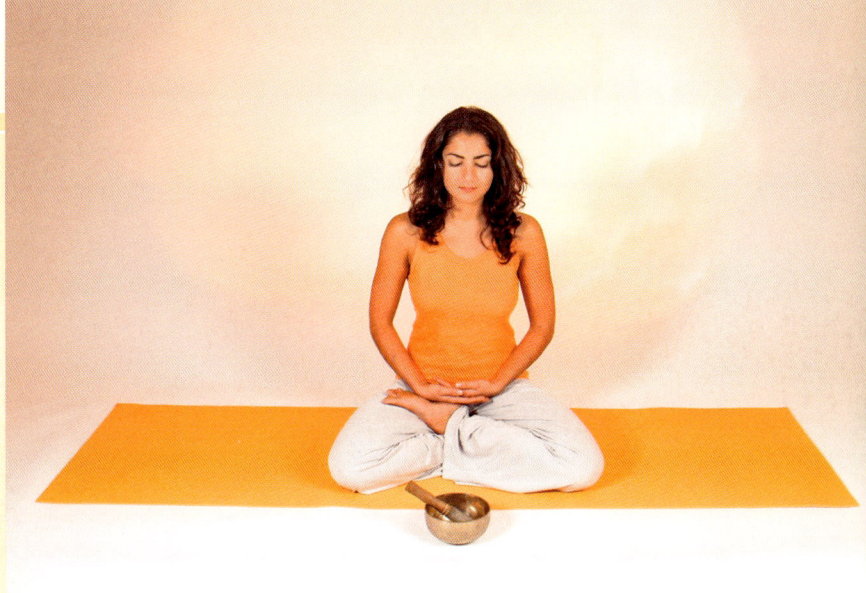

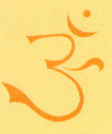

Das Yoga Balance-Programm „Mittelstufe leicht" im Überblick

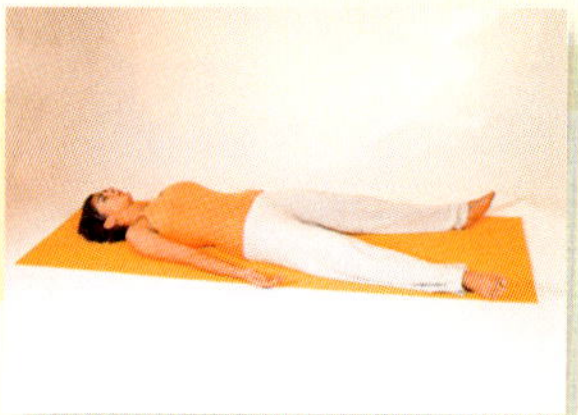

Entspannungslage

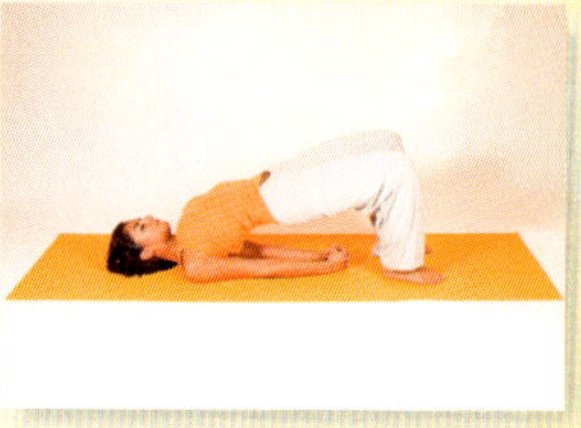

Schulterstandbrücke

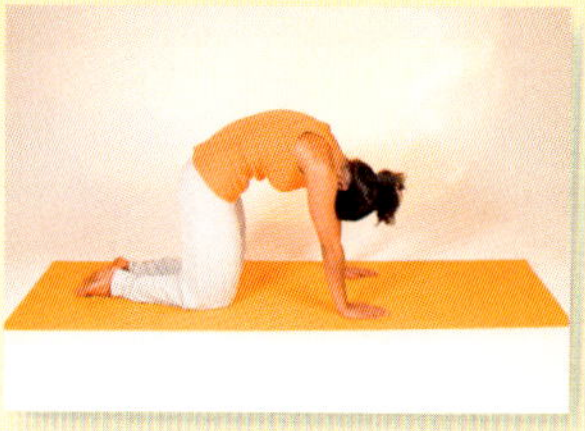

Katze

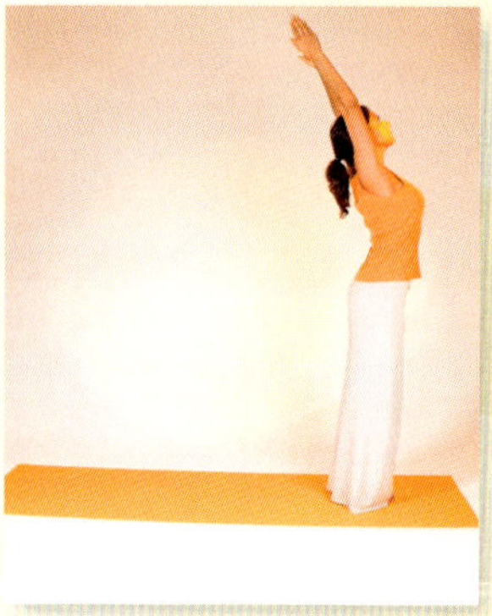

Sonnengruß

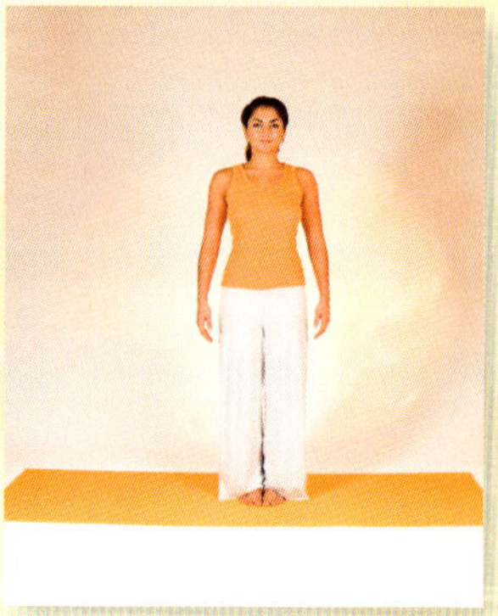

Berg

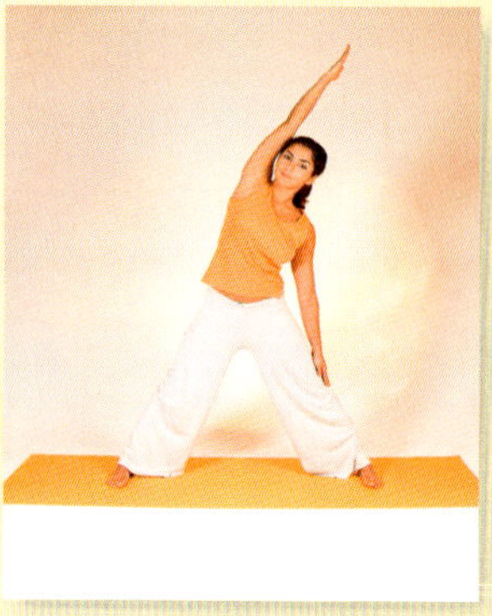

Dreieck

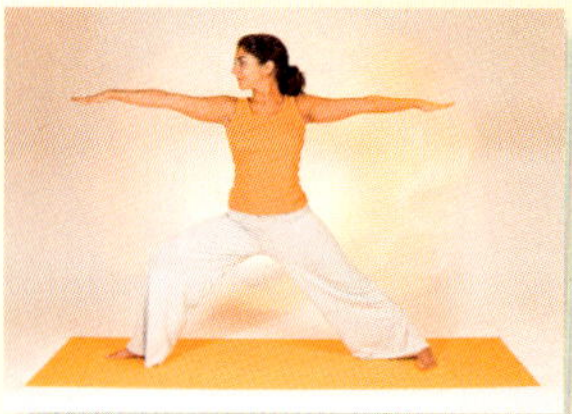

Krieger II

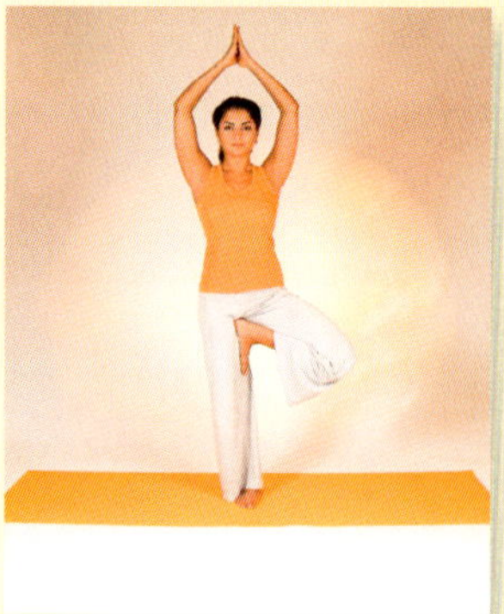

Baum

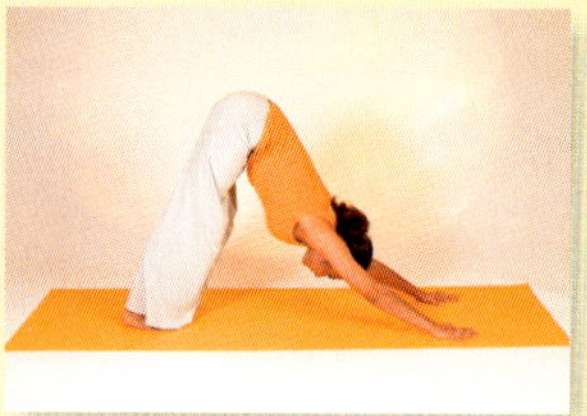

Hund

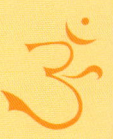

Das Yoga Balance-Programm „Mittelstufe leicht" im Überblick

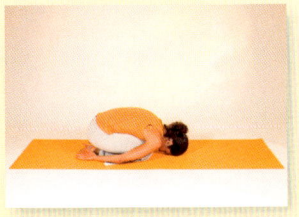

Kind

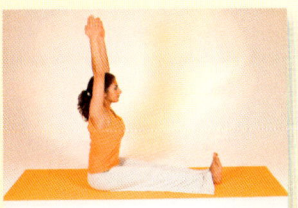

Stock

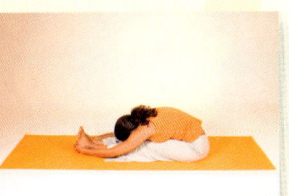

Vorwärtsbeuge

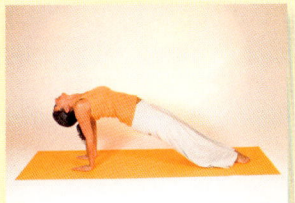

Schiefe Ebene

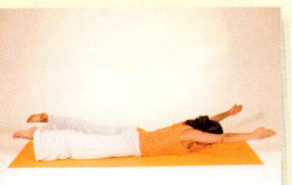

Boot

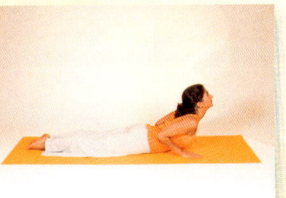

Kobra

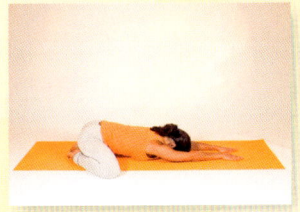

Panther

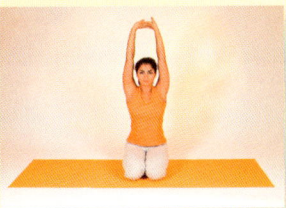

Sitzender Berg

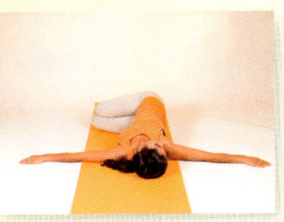

Krokodil

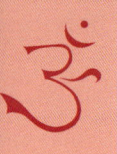
Das Yoga Balance-Mittelstufenprogramm „anspruchsvoll"

„Meditation auf das Herz wird uns die Natur unseres Geistes enthüllen"
(Yogasutren 3.34.)

Das anspruchsvolle Mittelstufenprogramm dauert etwa 45 Minuten. Sie erlernen hier Variationen bereits bekannter Asanas, die diese intensivieren, sowie einige neue Ansanas. Versuchen Sie die Yoga-Übungen mit Leichtigkeit und Ausdauer zu halten. Die anspruchsvolle Mittelstufe ist körperlich fordernd, üben Sie nicht mit zuviel sportlichem Ehrgeiz, arbeiten Sie mit Ruhe und Achtsamkeit und halten Sie die Verbindung mit Ihrer Atmung. Die Haltedauer der einzelnen Asanas ist länger als in den vorhergehenden Programmen, nutzen Sie diese Zeit, um immer tiefer in die Übung hineinzuatmen und in der Anspannung zu entspannen. Die Chakren sind mit den Sanskritnamen angegeben. In der fortgeschrittenen Yoga-Praxis ist es nicht so entscheidend, **welche** Asana Sie ausführen, sondern **wie** Sie die Asana ausführen!

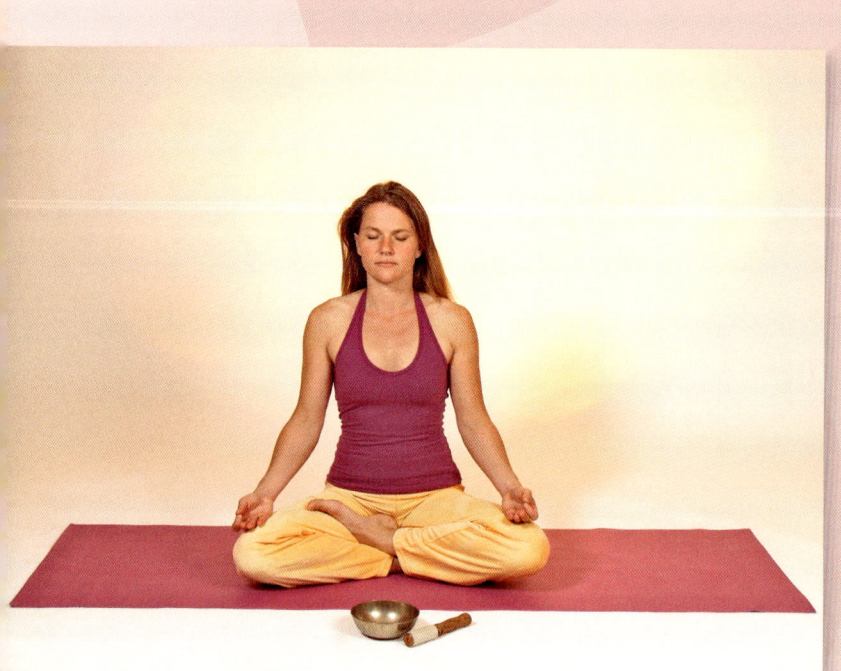

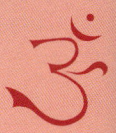

Das Programm

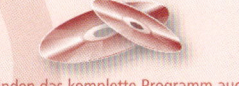

Sie finden das komplette Programm auch auf beiliegender DVD – Länge ca. 45 min

Die Entspannungslage – Savasana

Savasana ist eine Ruhestellung in Rückenlage. Sie wird immer zu Beginn einer Yoga-Stunde in der Anfangsentspannung und am Ende in der Schlussentspannung eingenommen. Savasana hilft, Geist und Körper zu entspannen und sich auf Atmung und Wahrnehmung einzustimmen. Wertschätzen und genießen Sie dieses bewusste Innehalten und schöpfen Sie Kraft aus der entstehenden Ruhe.

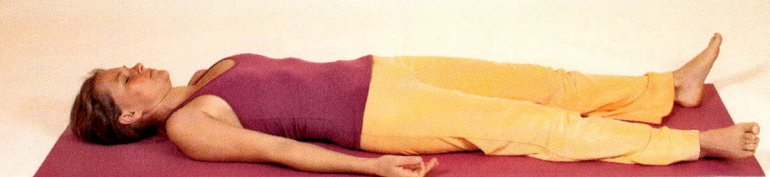

Ausführung:

• Gehen Sie in die Rückenlage und legen Sie sich bequem hin. Die Beine liegen hüftbreit auseinander, die Füße fallen leicht nach außen. Die Arme sind etwas vom Körper abgespreizt und die Handinnenflächen leicht zur Decke gedreht. Schulterblätter und Gesäßhälften haben einen angenehmen Kontakt mit dem Boden.

• Zentrieren Sie nun Ihren Geist und lenken Sie Ihre Aufmerksamkeit auf ihre Atmung. Bei der Einatmung hebt sich Ihre Bauchdecke, während der Ausatmung senkt sie sich. Lösen Sie Ihre Gedanken vom Tagesgeschehen und holen Sie Ihre volle gedankliche Aufmerksamkeit in die Gegenwart zu Ihrem Körper und zu Ihrer Atmung.

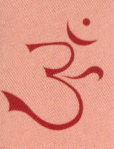

Katze – Majariasana

Die Katze ist eine Position im Vierfüßlerstand. Sie mobilisiert die Wirbelsäule und die Zwischenwirbelgelenke und erhält und verbessert somit die Geschmeidigkeit der Wirbelsäule. Die Spinalnerven werden stimuliert und der entstehende Pranafluss harmonisiert den ganzen Rücken. Alle Chakren werden durch diese Übung angeregt. In der statischen Variante wird die gesamte Rückenmuskulatur gekräftigt und die Stützkraft der Arme gestärkt.

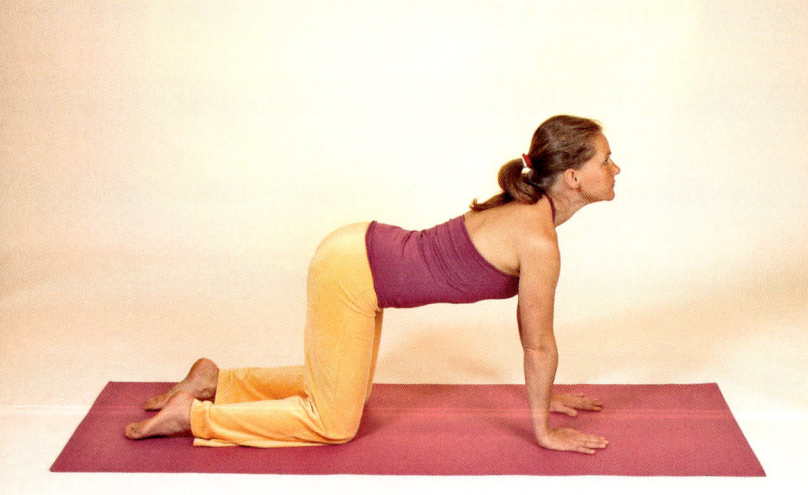

Ausführung (dynamisch):
- Gehen Sie in den Vierfüßlerstand. Die Knie berühren den Boden hüftbreit direkt unterhalb des Beckens. Die Arme sind gestreckt, die Hände sind unter den Schultern, die Fingerspitzen zeigen nach vorn.
- Beginnen Sie nun, die Wirbelsäule einzurollen, indem Sie Stirn und Gesäß aufeinander zu bewegen. Atmen Sie hierbei langsam aus. Starten Sie mit der Bewegung am Steißbein und lassen Sie Ihre Wirbelsäule wellenförmig über Lenden-, Brust- und Halswirbel abrollen.

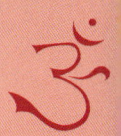

- Mit der Einatmung rollen Sie Ihre Wirbelsäule wieder auf. Beginnen Sie mit der Bewegung wieder unten am Steißbein.
- Versuchen Sie, die einzelnen Wirbelsäulenabschnitte deutlich zu spüren.
- Bringen Sie Bewegung und Atmung in einen harmonischen und synchronen Ablauf und üben Sie etwa 1–2 Minuten.

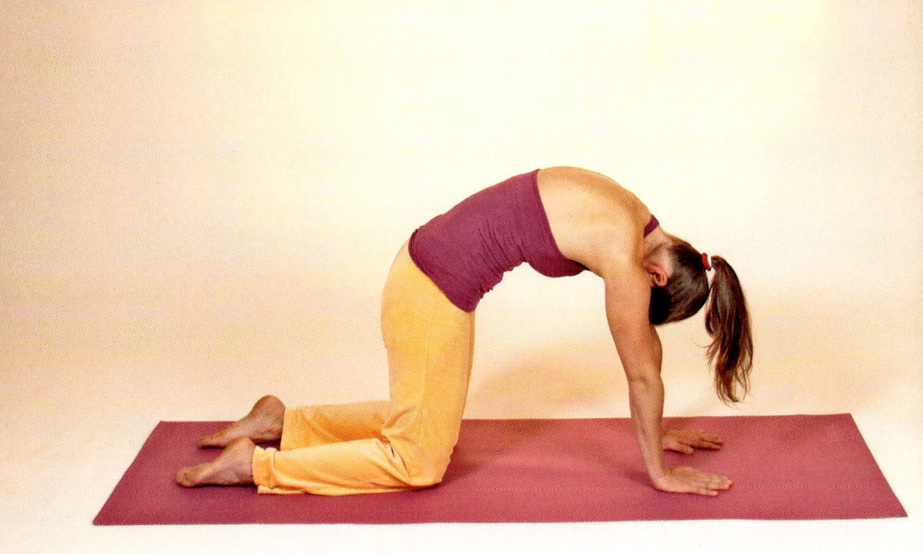

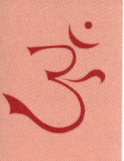
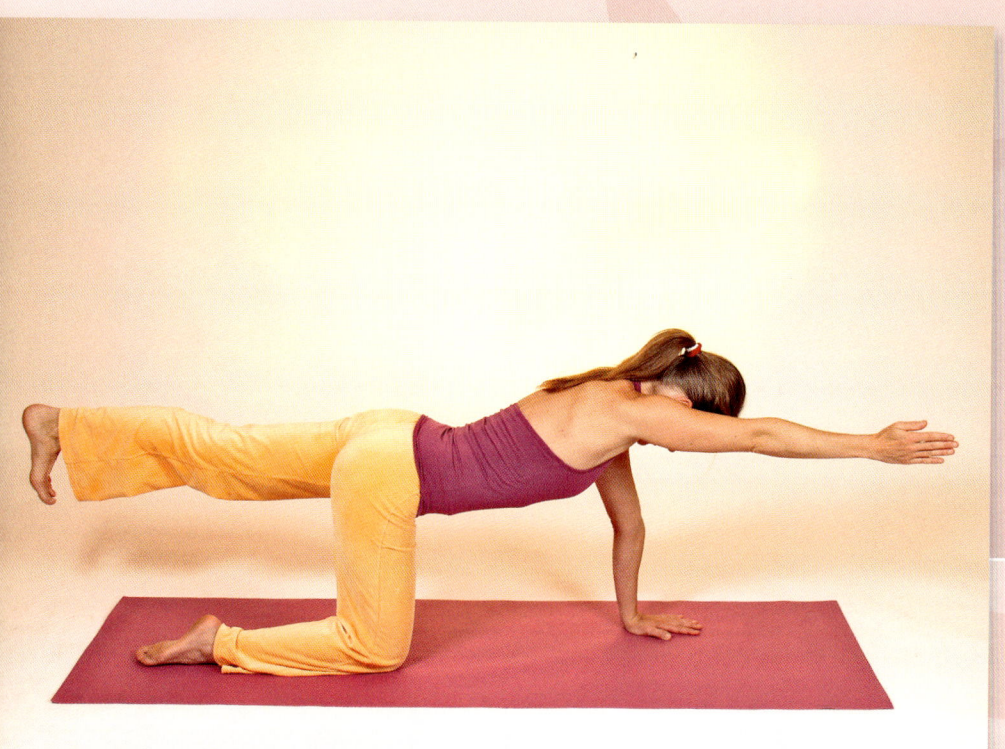

Ausführung (statisch):

• In der statischen Variante heben Sie das linke Bein gestreckt vom Boden und strecken es nach hinten. Ziehen Sie die Zehen dabei zum Körper an, wobei beide Hüften waagerecht zur Matte zeigen. Strecken Sie den rechten Arm eng am Ohr anliegend nach vorn aus.

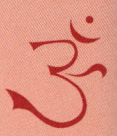

- Blicken Sie neben Ihre linke Hand auf den Boden, wodurch Ihr Nacken eine Linie mit der Wirbelsäule bildet und Sie das Gleichgewicht leichter halten können.
- Halten Sie die Position 30–40 Sekunden mit tiefer Atmung und konzentriertem Geist. Lösen Sie langsam die Position auf und wechseln Sie die Seite.

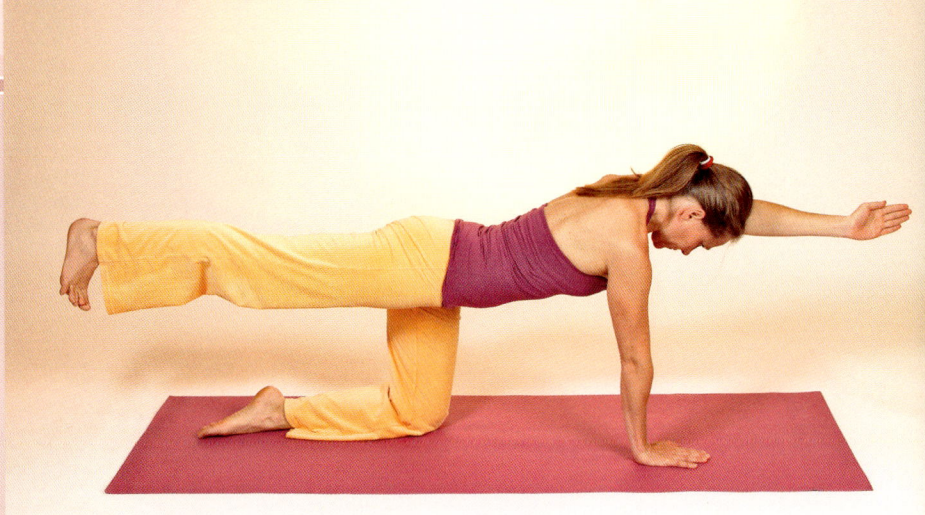

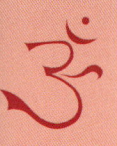

Sonnengruß mit Variationen

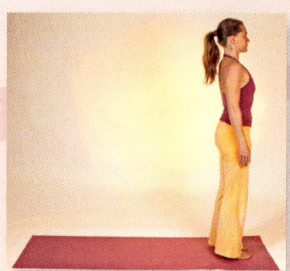

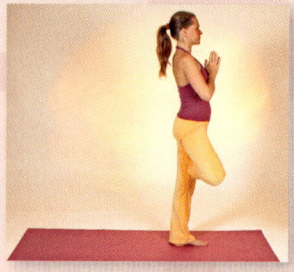

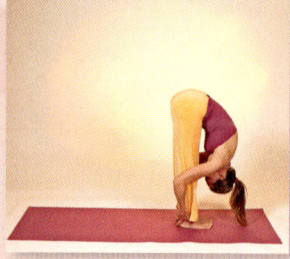

Haltung 1: Tadasana (Berghaltung)
Stehen Sie aufrecht und konzentrieren Sie sich auf Ihre Atmung.

Haltung 2: Variation Vrikshasana (Der Baum)
Gehen Sie in den Baum, der linke Fuß liegt am rechten Bein. Halten Sie die Position 3–4 Atemzüge lang.

Haltung 3: Padahastasana (stehende Vorwärtsbeuge, Hände zu den Füßen)
Beim Ausatmen beugen Sie sich mit gerade gehaltenem Rücken aus der Hüfte heraus nach vorn. Schieben Sie Ihr Becken etwas nach hinten und versuchen Sie, mit den Handinnenflächen den Boden neben Ihren Füßen zu berühren. Wenn möglich, halten Sie Ihre Knie gestreckt. Anfänger oder Übende mit Rückenproblematik oder eingeschränkter Beweglichkeit können die Knie etwas beugen.

Haltung 4: Ashwa Sanchalanasana (Reiterhaltung)
Mit dem Einatmen machen Sie mit dem rechten Bein einen Ausfallschritt nach hinten, so dass die Beugung des linken Knies einen rechten Winkel bildet. Setzen Sie dann das Knie und die Zehen des rechten Beines am Boden ab. Die Handinnenflächen berühren aus der vorherigen Stellung den Boden neben dem linken Fuß oder werden vor dem Ausfallschritt mit gebeugten Knien dort abgesetzt. Halten Sie Ihren Rücken möglichst gerade (der Oberkörper schmiegt sich gestreckt an den linken Oberschenkel). Strecken Sie den Kopf sachte nach oben und richten Sie den Blick nach vorne.

Haltung 5: Variation der Reiterstellung
Legen Sie jetzt Ihre Hände auf den linken Oberschenkel und richten Sie Ihren Oberkörper vom Becken her auf. Stellen Sie dann die Zehen des rechten Fußes auf und lösen Sie Ihr rechtes Knie vom Boden.

Haltung 6: Variation der Reiterstellung
Spreizen Sie die Arme zu den Seiten hin aus und verweilen Sie 3–4 Atemzüge in der Position. Halten Sie Ihr Gleichgewicht.

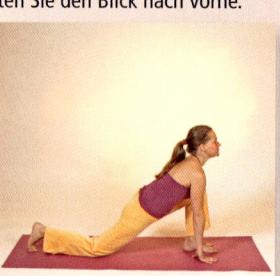

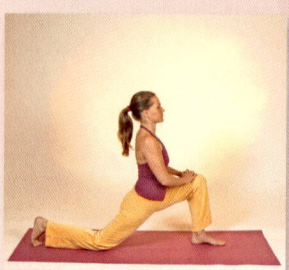

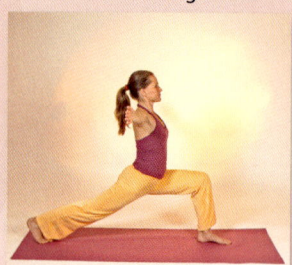

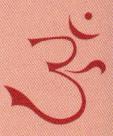

Sonnengruß mit Variationen (Fortsetzung)

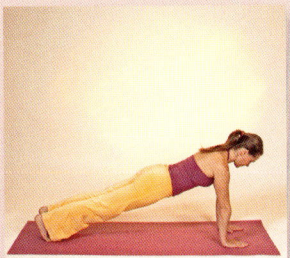

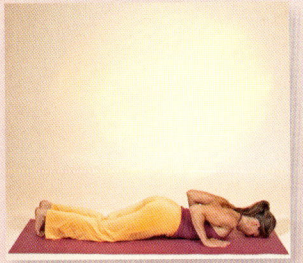

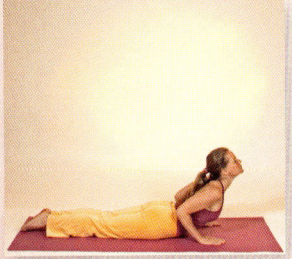

Haltung 7:
Caturanga Dandasana (Bretthaltung, Liegestützposition)
Mit für kurze Zeit angehaltenem Atem strecken Sie auch das linke Bein nach hinten. Spannen Sie die Beckenbodenmuskeln an und achten Sie darauf, dass Ihr Becken weder durchhängt noch nach oben abweicht. Durch das Abdrücken der Hände vom Boden bleibt die Stellung stabil.

Haltung 8: Ashtanga Namaskar (Gruß mit acht Punkten)
Mit dem Ausatmen setzen Sie zuerst beide Knie, dann die Brust und zuletzt die Stirn (bei gesunder Halswirbelsäule das Kinn) am Boden ab. Po, Hüften und Bauch sind angehoben. In dieser Position berühren acht Punkte den Boden (2 Zehenpaare, 2 Knie, Brust, 2 Hände und Stirn).

Haltung 9:
Bhujangasana (Kobra)
Mit dem Einatmen legen Sie Hüfte und Becken zum Boden hin ab. Strecken Sie Ihre Zehen nach hinten zum Boden hin aus. Spannen Sie Ihre Gesäßmuskulatur an, strecken Sie Ihre Wirbelsäule und lösen Sie den Oberkörper vom Boden. Öffnen Sie Ihr Brustbein und bewegen Sie Ihre Schultern nach unten hinten. Die Aufrichtung erfolgt aus der Rückenmuskulatur, nicht durch die Arme. Der Unterkörper bleibt dabei bis zur Hüfte am Boden.

Haltung 10:
Ardho Mukha Shvasana (Hund mit dem Kopf nach unten)
Beim Ausatmen setzen Sie Ihre Zehen am Boden auf, drücken sich kraftvoll nach oben und bringen gleichzeitig Ihr Steißbein in Richtung Decke. Die Fersen sinken zum Boden, die Arme sind schulterbreit auseinander. Beugen Sie Ihre Knie etwas, falls Sie die Position als zu anstrengend empfinden. Der Körper hat nun die Form eines umgekehrten V's.

Haltung 11:
Variation im Hund
Strecken Sie nun Ihr linkes Bein nach oben zur Decke hin. Drücken Sie dann die rechte Ferse in Richtung Boden. Halten Sie die Position 2–3 Atemzüge lang und wechseln die Beinseite.

Haltung 12: Ashwa Sanchalanasana (Reiterposition)
Stellen Sie Ihren rechten Fuß nach vorne zwischen die Hände, die Zehen und die Fingerspitzen bilden eine Linie. Schauen Sie nach vorne. Die Halswirbelsäule sollte eine Linie mit der Brustwirbelsäule bilden.

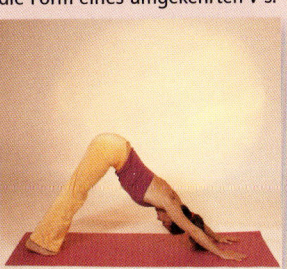

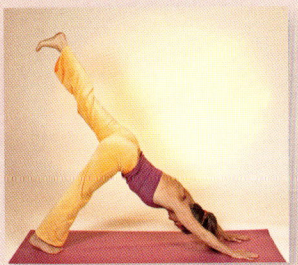

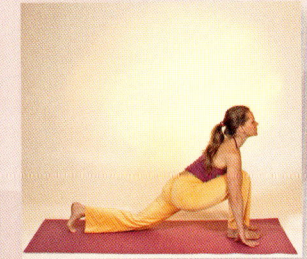

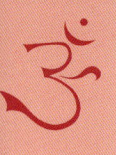

Sonnengruß mit Variationen (Fortsetzung)

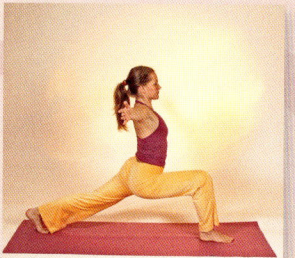

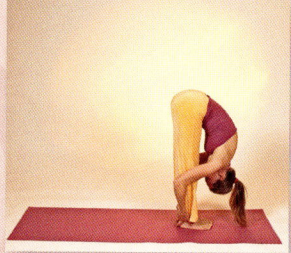

Haltung 13:
Variation Reiterposition
Legen Sie jetzt Ihre Hände auf den rechten Oberschenkel und richten Sie Ihren Oberkörper vom Becken her auf. Stellen Sie dann die Zehen des linken Fußes auf und lösen Sie Ihr linkes Knie vom Boden. Spreizen Sie die Arme zu den Seiten hin aus und verweilen Sie 3 – 4 Atemzüge in der Position. Halten Sie Ihr Gleichgewicht.

Haltung 14:
(Stehende Vorwärtsbeuge)
Padahastasana
Beim Ausatmen beugen Sie sich mit gerade gehaltenem Rücken aus der Hüfte heraus nach vorn. Schieben Sie Ihr Becken etwas nach hinten und versuchen Sie, mit den Handinnenflächen den Boden neben Ihren Füßen zu berühren. Wenn möglich, halten Sie Ihre Knie gestreckt. Anfänger oder Übende mit Rückenproblematik oder eingeschränkter Beweglichkeit können die Knie etwas beugen.

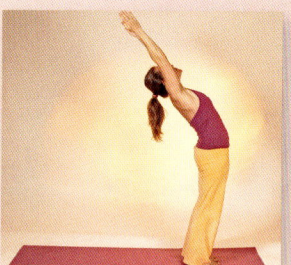

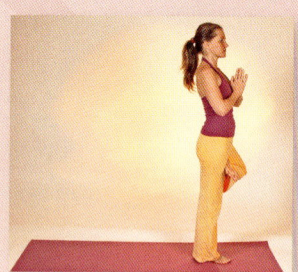

Haltung 15: Hasta Uttanasana
(Öffnende Rückbeuge)
Richten Sie dann Ihren Oberkörper in einer fließenden Bewegung mit möglichst geradem unterem Rücken wieder auf und beugen Sie sich leicht mit geöffnetem Brustkorb nach hinten.

Haltung 16: Variation
Vrikshasana (Der Baum)
Gehen Sie in den Baum, der rechte Fuß liegt nun am linken Bein. Halten Sie die Position 3 – 4 Atemzüge lang.

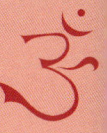

Der Berg – Tadasana

Tadasana ist die Grundstehposition im Yoga. In dieser Position verbindet ihr Körper Himmel und Erde. Spüren Sie die Erdanziehungskraft über Ihre Fußsohlen und die Aufrichtung nach oben über ihre Fontanelle. Tadasana zeichnet sich durch eine Detailfülle aus und erfordert einen achtsamen Geist. Viele Fehlhaltungen des Körpers können durch die bewusste Ausführung von Tadasana korrigiert werden und der gesamte Pranafluss des Körpers wird harmonisiert.

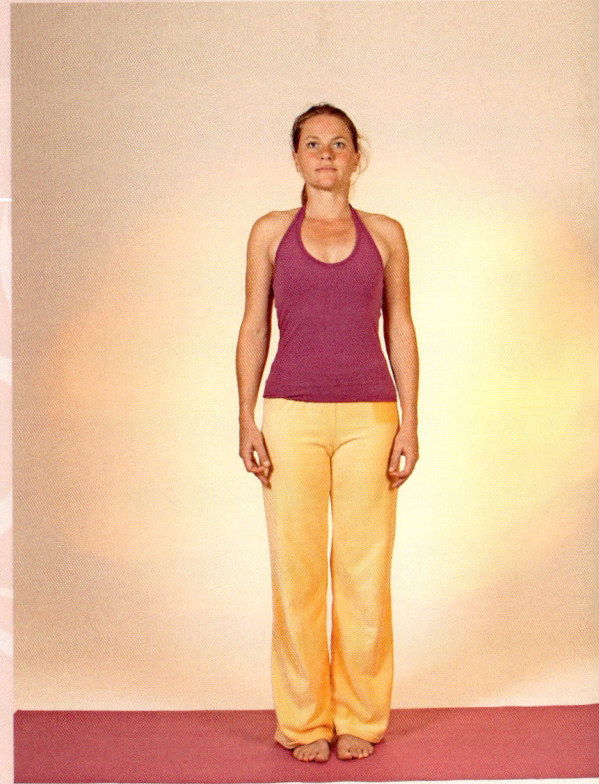

Ausführung:
- Stellen Sie sich aufrecht hin, die beiden großen Zehen berühren sich fast. Verteilen Sie nun Ihr Körpergewicht gleichmäßig auf das linke und das rechte Bein. Gehen Sie mit Ihrer Aufmerksamkeit zu Ihren Fußsohlen und spüren Sie die drei Punkte, auf denen das Körpergewicht liegt (Großzehen-, Kleinzehenball und Ferse).

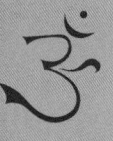

- Halten Sie ein natürliches Fußgewölbe, vermeiden Sie Plattfüße.
- Beginnen Sie nun mit der Aufrichtung Ihres Körpers. Ziehen Sie Ihre Kniescheiben nach oben und drücken Sie Ihre Kniekehlen sanft durch. Richten Sie Ihre Wirbelsäule auf und spreizen Sie Ihre Arme etwas vom Körper ab, so dass Ihre Achselhöhlen belüftet werden.
- Bewegen Sie nun Ihre Schultern nach unten und hinten. Nehmen Sie eventuell auftretende Spannungen aus dem Schultergürtel und achten Sie darauf, dass beide Schultern gleichmäßig nach unten gerichtet sind.
- Visualisieren Sie an Ihrer Fontanelle (Scheitel) einen Faden, der Sie wie eine Marionette ganz leicht nach oben zieht. Ihre Halswirbelsäule wird dadurch aufgerichtet. Sie können die Kinnspitze leicht Richtung Hals ziehen.
- Bleiben Sie in voller Achtsamkeit in dieser Position stehen und spüren Sie die beiden Energien in Ihrem Körper: Fußsohlen – Verbindung zur Erde, Fontanelle – Aufrichtung zum Himmel.

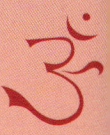

Das Gestreckte Dreieck – Uttitha Trikonasana mit Variationen

Uttitha Trikonasana ist eine anspruchsvolle Form des Dreiecks. Die Körperflanken werden in eine starke Streckung gebracht. Die Beine werden gekräftigt und die Hüftmuskulatur gedehnt. Auf der geistigen Ebene dient die Übung zur Ausrichtung und Stärkung der Willenskraft. Der Pranafluss der Körperseiten wird stark angeregt.

Ausführung:
- Machen Sie einen weiten Schritt ca. einen Meter auseinander und drehen Sie Ihren linken Fuß 45° nach innen. Stellen Sie Ihren rechten Fuß 90° nach vorne.
- Stabilisieren Sie Ihr Kniegelenk, indem Sie ihre Kniescheibe etwas hochziehen und somit die Kniekehlen in eine Streckung bringen.
- Die Ferse des rechten Fußes sollte in einer Linie mit der Fußmitte des hinteren Fußes stehen.
- Strecken Sie nun Ihre Arme seitlich waagerecht auseinander und halten Sie Ihre Hüften in einer Linie.

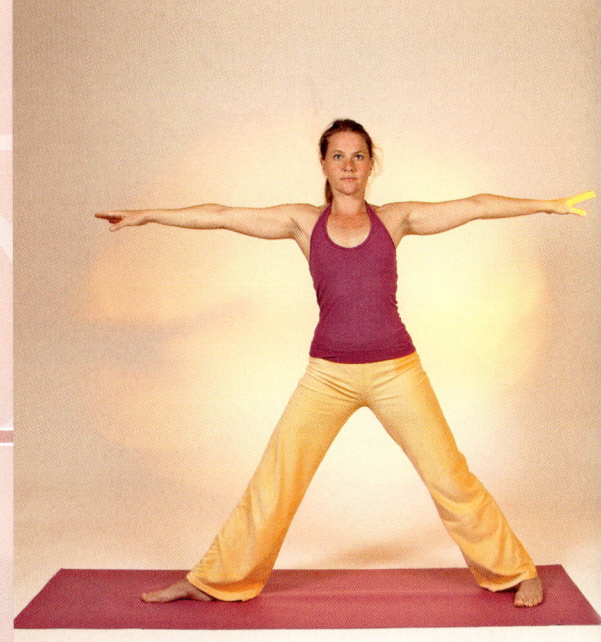

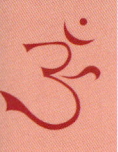
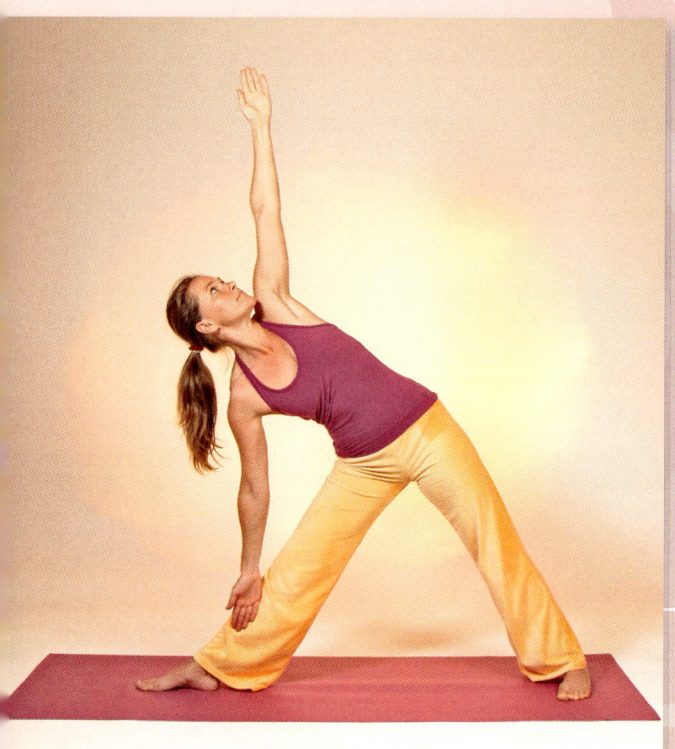

- Stellen Sie sich jetzt vor, jemand würde Sie an Ihrer rechten Hand mit dem Oberkörper zur rechten Seite ziehen. Kippen Sie dann mit dem Oberkörper aus den Hüften nach rechts unten und halten Sie die Arme in einer senkrechten Linie. Die untere Hand kann an das untere Schienbein angelegt werden. Der Kopf schaut hoch zum linken Arm und die Halswirbelsäule ist in Verlängerung zur Brustwirbelsäule. Bleiben Sie 3 Atemzüge lang in der Position.
- Sie können das Dreieck an einer Wand üben, um zu gewährleisten, dass die Schulterblätter und Hüften auf einer Linie bleiben.

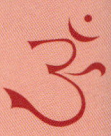

Variation:

• Aus der Endposition von Uttitha Trikonasana beugen Sie Ihr rechtes Knie, so dass der rechte Oberschenkel parallel zum Boden steht.

• Stützen Sie nun Ihren rechten Unterarm auf den rechten Oberschenkel und legen Sie Ihren linken Arm gestreckt ans linke Ohr. Somit bringen Sie Ihre linke Körperseite in eine intensive Streckung.

• Halten Sie die Position 3 bis 4 Atemzüge und lösen Sie die Übung vorsichtig auf. Wechseln Sie anschließend die Seite.

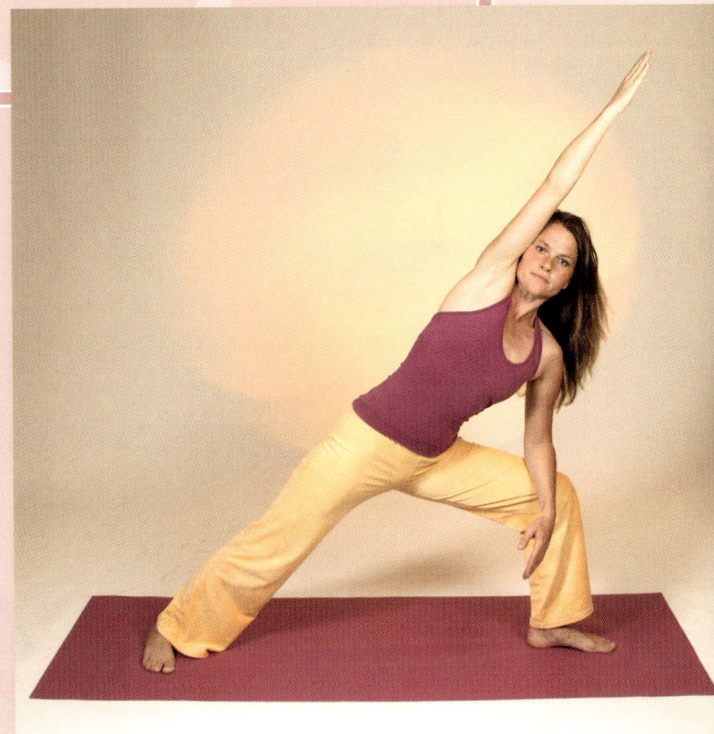

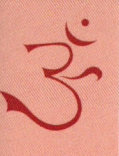

Der Krieger II – Virabhadrasana

Virabhadrasana ist eine kräftigende Haltung im Stehen, in der sich der Körper aufrecht vom Becken aus aufrichtet. Die Bein- und Schultermuskulatur wird gekräftigt, die Brust wird gedehnt. Anmut und Stärke zeichnen diese Stellung aus. Die Konzentration ist im Muladhakrachakra. Auf der geistigen Ebene verhilft Ihnen diese Position zu mehr Selbstvertrauen und Durchhaltevermögen.

Ausführung:
- Machen Sie einen weiten Ausfallschritt. Drehen Sie Ihren rechten Fuß 45° nach innen und stellen Sie den linken 90° nach vorne. Halten Sie Ihre Hüften parallel zueinander. Die Ferse des vorderen und der Spann des hinteren Fußes bilden eine gerade Linie.

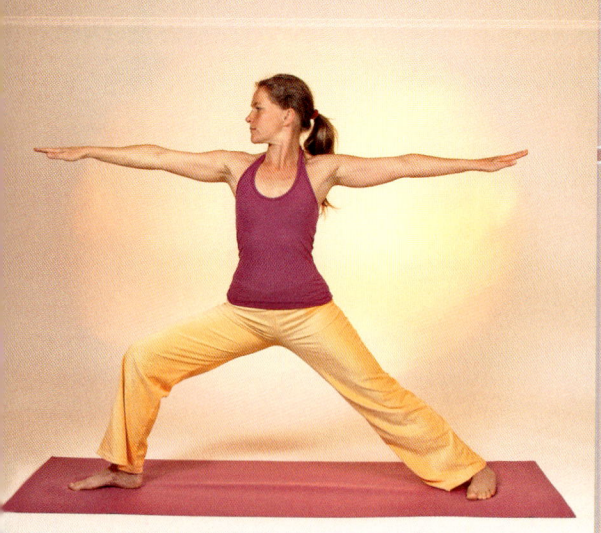

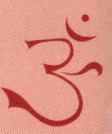

- Strecken Sie jetzt Ihre Arme waagrecht auseinander und beugen Sie das linke Knie soweit, dass der linke Oberschenkel parallel zum Boden steht. Halten Sie dabei Ihren Oberkörper in einem geraden Lot und die Arme waagrecht in einer Linie.
- Drehen Sie Ihren Kopf zur linken Seite und blicken Sie über die linke Hand hinaus in den Raum. Spüren Sie die Öffnung (weite Streckung) des Brustraums und die Kräftigung der Beine.
- Verlagern Sie Ihr Körpergewicht etwas auf das hintere Bein und halten Sie die Fußaußenkante am Boden.
- Halten Sie die Position 5–6 Atemzüge lang und atmen Sie tief in den Bauchraum. Bringen Sie Leichtigkeit in den Ausdruck.
- Lösen Sie die Position dann langsam wieder auf und wechseln Sie die Seite. Drehen Sie jetzt ihren linken Fuß 45° nach innen und stellen Sie den rechten 90° nach vorne. Führen Sie die Übung nun in gleicher Weise durch.

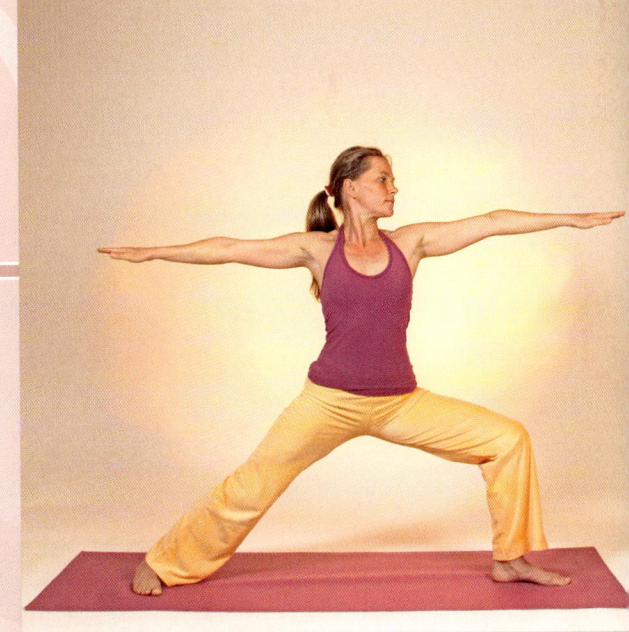

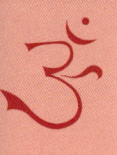

Der Krieger I – Virabhadrasana

Der Krieger I streckt den Oberkörper und kräftigt die Beine. Ähnlich wie der Krieger II wird der Körper vom Beckenboden aufgerichtet. Die Aufmerksamkeit liegt im Muladharachakra. Schöpfen Sie Kraft und Ausdauer in dieser Position. Auf der geistigen Ebene verhelfen Ihnen die Kriegerpositionen zu mehr Selbstvertrauen und Durchhaltevermögen.

Ausführung:
- Machen Sie einen weiten Schritt. Drehen Sie Ihren rechten Fuß 45° nach innen und den linken 90° nach vorne. Achten Sie darauf, die Ferse des rechten Fußes in einer Linie mit dem Spann des linken Fußes zu halten.
- Drehen Sie nun Ihre Hüften zum linken Knie hin, bis das Brustbein sich in etwa über der linken Kniescheibe befindet.
- Beugen Sie Ihr linkes Knie, so dass Ihr Oberschenkel fast parallel zum Boden zeigt. Legen Sie jetzt Ihre Arme gestreckt an die Ohren und richten Ihren Oberkörper gerade vom Becken aus auf.
- Entspannen Sie Ihr Gesicht und verweilen Sie drei bis vier Atemzüge in dieser Position. Lösen Sie dann die Übung langsam wieder auf.

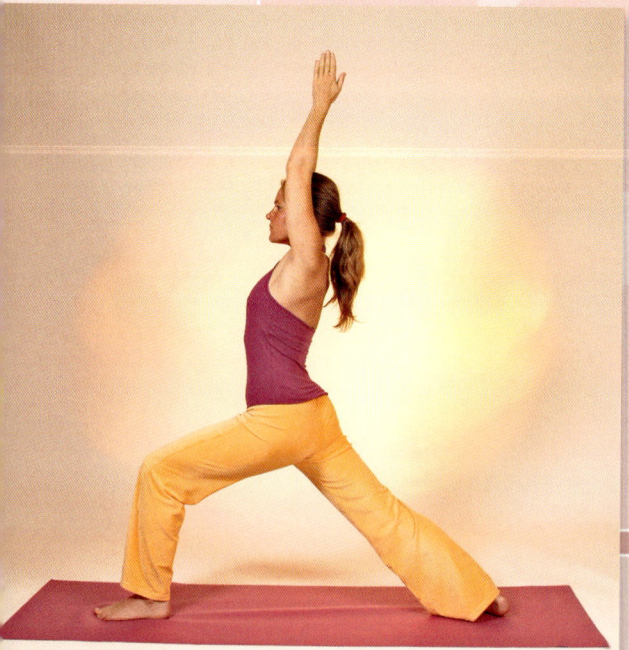

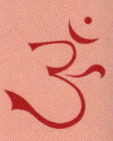

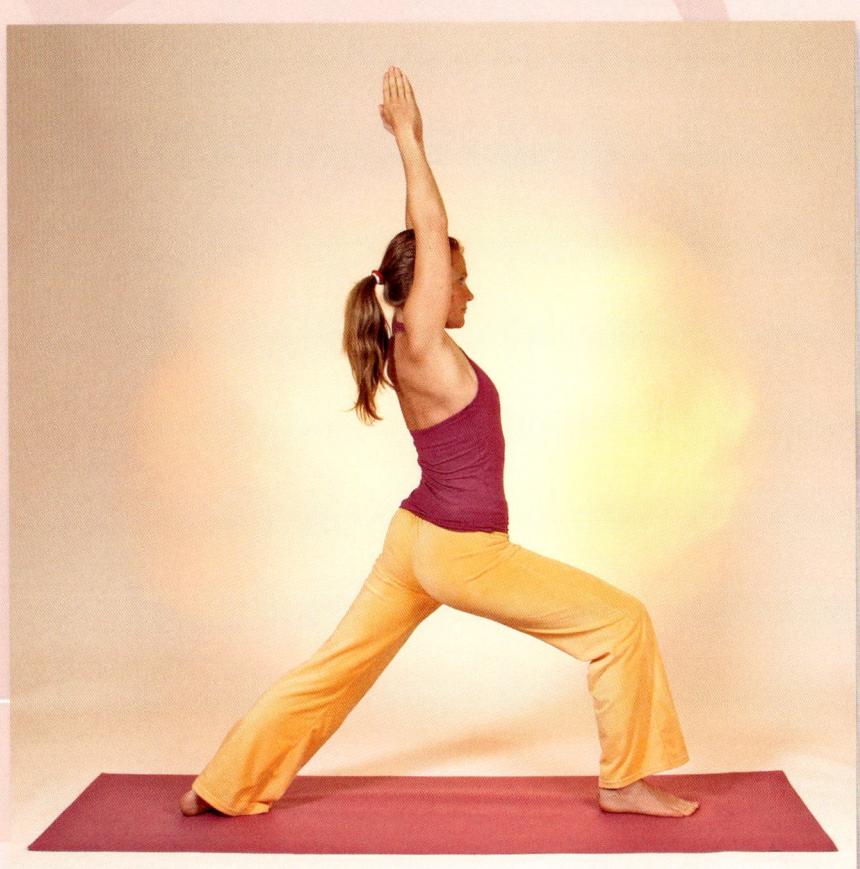

Führen Sie die Übung in gleicher Weise
zur anderen Seite aus.
• Spüren Sie dann einen Moment in der
stehenden Bergposition nach.

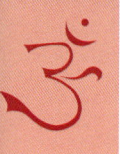
Das Kind – Balasana

Das Kind ist eine Entspannungsübung im Yoga. Der obere Rücken wird sanft gedehnt und der Lebermeridian leicht angeregt. Die Übung führt die Aufmerksamkeit von der Außenwelt weg, hin nach innen. Achten Sie bei Knieproblemen darauf, nicht zu stark die Knie zu winkeln.

Ausführung:

• Legen Sie Ihren Oberkörper auf die zusammengelegten Oberschenkel. Wenn Sie dadurch zuviel Druck auf Brust- und Bauchraum verspüren, können Sie Ihre Oberschenkel etwas weiten und den Oberkörper dazwischen ablegen.

• Bringen Sie Ihre Stirn zum Boden und legen Sie Ihre Arme seitlich neben die Oberschenkel nach hinten ab.

• Atmen Sie zwei bis drei Atemzüge in dieser Position und richten Sie sich dann langsam von der Halswirbelsäule beginnend wieder auf.

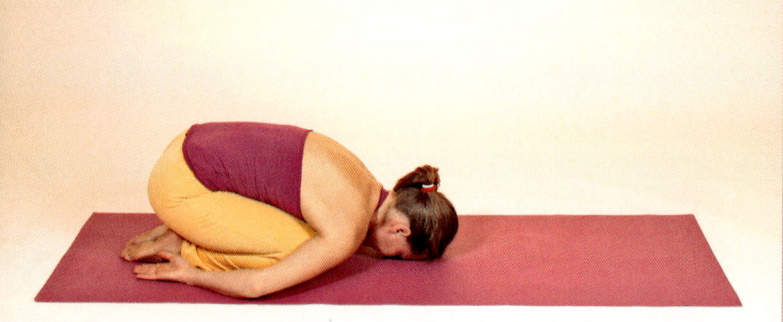

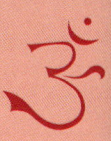

Der Stock – Dandasana

Dandasana dient als vorbereitende Übung für die sitzende Vorwärtsbeuge. Sie hilft, das Becken aufzurichten und die Wirbelsäule in eine gerade Streckung zu bringen. Es erfolgt eine Kräftigung der gesamten Rückenmuskulatur und eine Dehnung der Oberschenkelrückseiten.

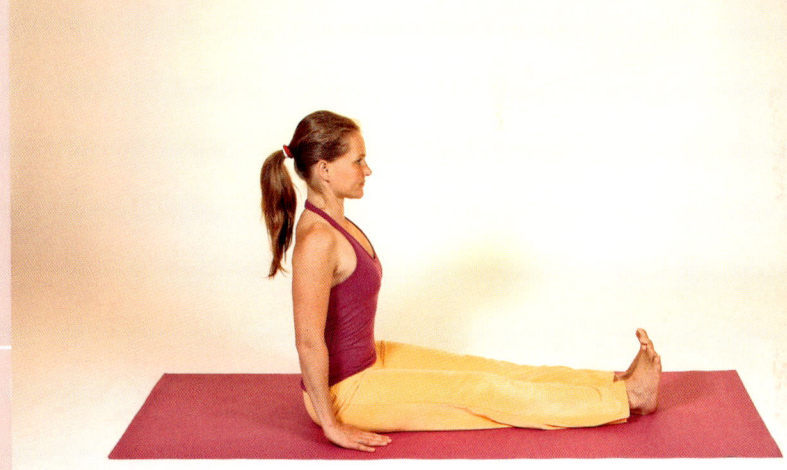

Ausführung:
- Strecken Sie im Sitzen die Beine nach vorne aus. Stützen Sie sich mit den Händen neben den Hüften ab und richten Sie Ihr Becken auf.
- Richten Sie Ihre Wirbelsäule vom Becken her gerade auf und schieben Sie Ihr Brustbein leicht nach vorne.
- Ihre Halswirbelsäule bildet eine gerade Linie mit Ihrer Brust- und Lendenwirbelsäule. Wenn Sie geübter sind, können Sie die Hände vom Boden lösen und beide Arme nach oben strecken.

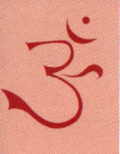
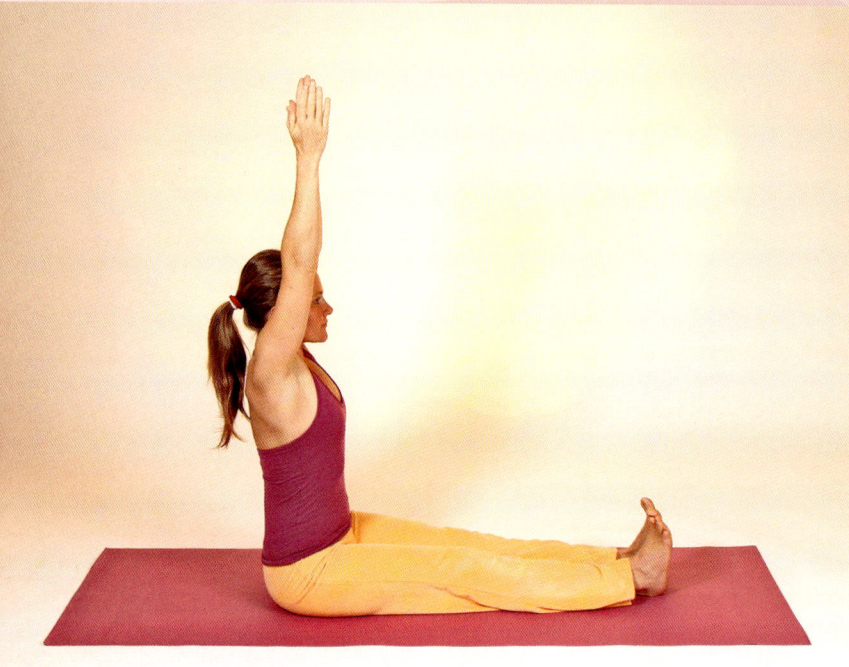

- Mit fortschreitender Übungsdauer können Sie die Knie durchstrecken und die aktive Aufrichtung der Wirbelsäule mit Hilfe der Rückenmuskulatur ohne Abstützen der Hände halten.
- Verweilen Sie fünf bis sechs Atemzüge in der Position. Gehen Sie dann aus der Streckung in die Vorwärtsbeuge (Paschimottanasana).

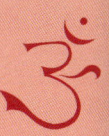

Die Vorwärtsbeuge mit Variationen – Paschimottanasana

Paschimottanasana sollte immer im Anschluss an die Stockposition geübt werden. Sie dehnt den Rücken, die Oberschenkelrückseite sowie die Wadenmuskulatur und energetisiert müde Beine. Der Pranafluss der Körperrückseite wird stimuliert und die Organe des Bauchraumes werden massiert. Die Konzentration liegt auf dem Svadisthanachakra. Richten Sie ihre geistige Haltung in dieser Position auf das Loslassen, die Hingabe und das Ausatmen.

Ausführung:
- Strecken Sie in Dandasana die Arme hoch und lassen Sie Ihr Becken gekippt (Tendenz Hohlkreuz). Beugen Sie sich langsam aus dem Hüftgelenk nach vorne, halten Sie das Kinn hoch und schieben Sie Ihr Brustbein leicht nach vorne.
- Greifen Sie nun Ihre Zehen oder die Fußgelenke. Halten Sie dabei die Kinnspitze oben, um nicht zu stark im oberen Rücken zu krümmen.

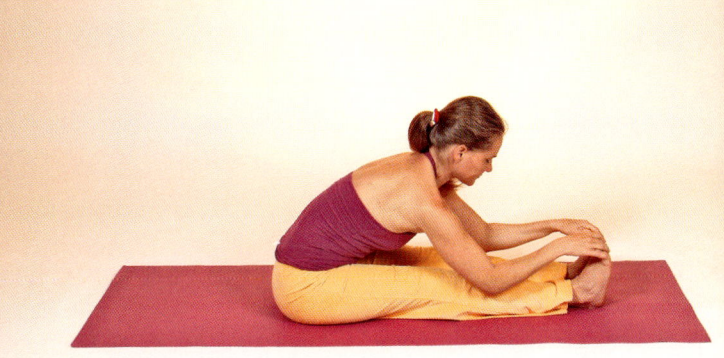

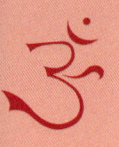
- Bei eingeschränkter Beweglichkeit können Sie eine Schnur benutzen oder die Knie leicht angewinkelt lassen. Üben Sie nicht mit zuviel Willenskraft und akzeptieren Sie den leichten Dehnungsschmerz an der Oberschenkelrückseite. Entspannen Sie mit jedem Ausatmen in die Position hinein und versuchen Sie dabei, etwas weiter zu dehnen.
- Achten Sie bei der Ausführung auf einen geraden Rücken und bewegen Sie sich immer aus der Hüfte nach vorn, so dass Bauchdecke und Oberschenkel enger zusammenkommen.
- Versuchen Sie, Ihr Gesicht Richtung Schienbein zu bewegen.
- Verweilen Sie in der Position 1–2 Minuten mit tiefer Yogabauchatmung. Anschließend richten Sie sich dann langsam wieder auf.

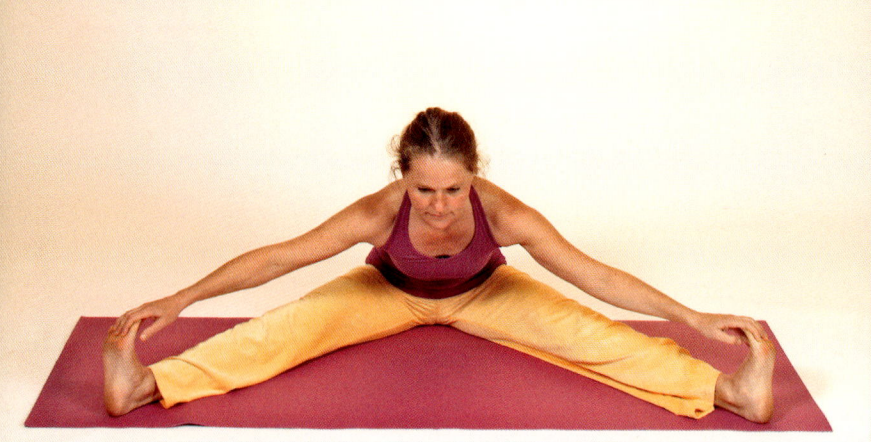

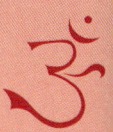

Die Schiefe Ebene – Setuasana

Setuasana ist eine Gegenbewegung bzw. Ausgleichstellung nach der Vorwärtsbeuge. Sie dehnt die Körpervorderseite und trainiert und kräftigt die
Stützkraft der Arme, die Körperrückseite, insbesondere den Lendenbereich und die Waden. Die Konzentration liegt im Manipurachakra. Wenn
Sie die Übung als zu anstrengend empfinden, winkeln Sie die Knie etwas
an und halten Sie die Stuhlposition.

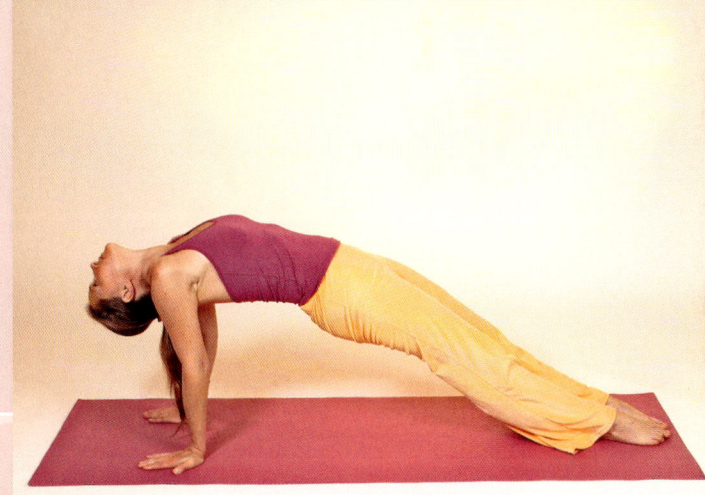

Ausführung:
- Stellen Sie Ihre Hände hinter Ihrem Rücken auf. Drücken
  Sie sich vom Boden hoch und bewegen Sie das Becken
  nach oben. Ihre komplette Körpervorderseite befindet
  sich in einer Dehnung.
- Halten Sie die Halswirbelsäule gerade und bleiben Sie
  5–6 Atemzüge in dieser Position.
- Lösen Sie die Übung behutsam wieder auf und entspannen Sie einen Moment lang in der Rückenlage mit aufgestellten Füßen.

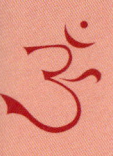
Das Boot – Narvasana

Das Boot ist eine vorbereitende Übung für alle Rückwärtsbeugen. Alle Muskeln der Körperrückseite also der gesamte Rücken, Gesäß und Oberschenkelrückseite werden gekräftigt. Die Konzentration liegt beim Svadisthana- und Manipurachakra.

Ausführung – Vorbereitende Übung:
- Kommen Sie in die Bauchlage. Betten Sie Ihren Kopf auf die zusammengelegten Hände und entspannen Sie ein paar Atemzüge.
- Strecken Sie den rechten Arm nach vorne aus, legen Sie Ihren linken Handrücken auf die rechte Gesäßhälfte, heben Sie den Kopf leicht an und halten Sie den rechten Arm und das linke Bein gestreckt schwebend über dem Boden.
- Halten Sie diese Position 5 Atemzüge und wechseln Sie dann die Seite.

Vollständiges Boot:
- Strecken Sie beide Arme nach vorne aus und heben Sie mit dem Einatmen beide Arme, beide Beine und den Kopf vom Boden.
- Halten Sie die Position 6 Atemzüge lang.
- Die Übung kann als sehr anstrengend empfunden werden. Legen Sie während der Ausführung den gedanklichen Fokus nicht auf die Anstrengung, sondern auf die Atmung.

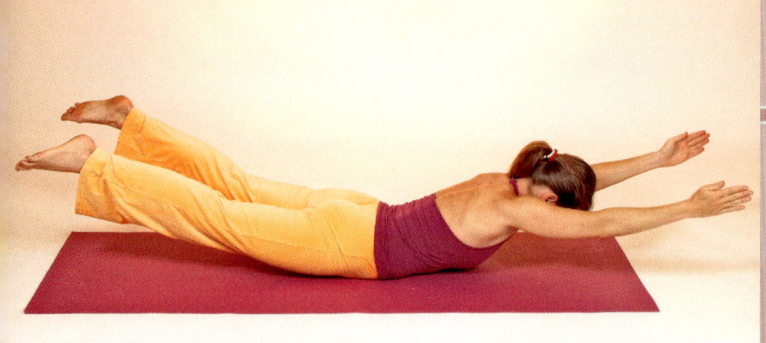

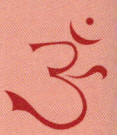

Die Kobra – Bhujangasana

Die Kobra ist eine Position, die den Brustraum öffnet und die unteren Rückenmuskeln sowie die Gesäßmuskulatur kräftigt. Die Konzentration liegt auf dem Svastisthana-, dem Manipura- und dem Anahathachakra. Der Pranafluss im unteren Rücken wird stimuliert, ziehen Sie diese Energie gedanklich nach oben zu Ihrem Ajnachakra. Auf der geistigen Ebene können Sie höhere Ideale visualisieren.

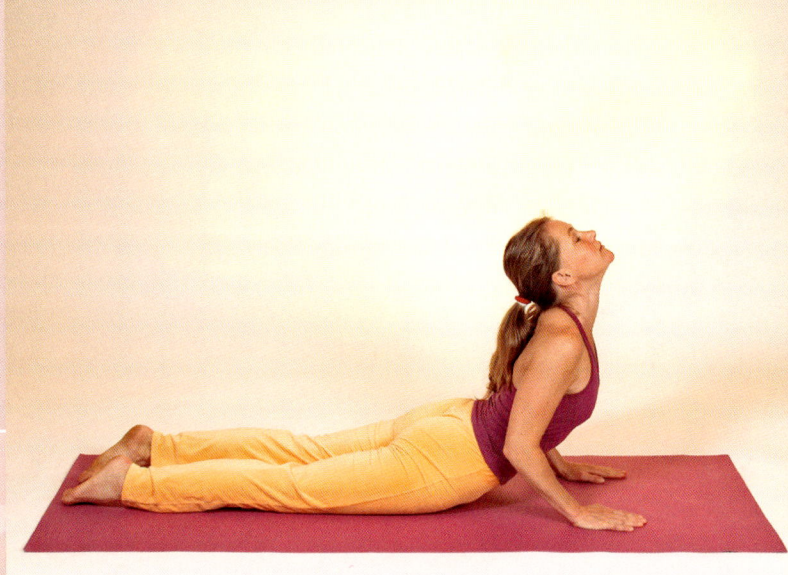

Ausführung:
- Setzen Sie aus der Bauchlage die Hände genau unter die Schultern, so dass die Fingerspitzen und die Schultern eine Linie bilden.
- Nehmen Sie die Ellenbogen eng an den Körper und aktivieren Sie jetzt etwas Ihre Gesäßmuskulatur, um den unteren Rücken zu stabilisieren.

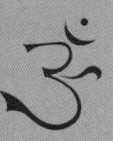

- Richten Sie Ihren Oberkörper durch Anspannen der Rückenmuskulatur langsam vom Boden her auf, zunächst die Halswirbelsäule, dann die Brustwirbelsäule und zum Schluss die Lendenwirbelsäule. Die Wirbelsäule muss in ihrer gesamten Länge an der Dehnung beteiligt sein, das gesamte Rückgrat sollte gestreckt sein und Wirbel für Wirbel aufgerollt werden.
- Wölben Sie ihren Brustkorb nach vorne und die Wirbelsäule nach hinten, ohne zuviel Gewicht auf die Lendenwirbel zu legen. Gehen Sie am Anfang nur soweit, wie Sie den Rücken auch ohne die Unterstützung der Arme aufrichten können.
- Sie können die Hände anfangs neben dem Brustkorb aufsetzten, Fortgeschrittene setzen die Hände näher in Richtung Hüften auf. Spannen Sie während der gesamten Übungsdauer (30–40 Sekunden) ihre Gesäß- und Rückenmuskulatur an. Lösen Sie dann langsam wieder Wirbel für Wirbel auf und entspannen Sie in der Bauchlage.

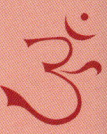

Der Bogen – Dhanurasana

Der Bogen ist eine anspruchsvolle Rückwärtsbeuge. Die gesamte Körper-vorderseite wird gedehnt, die Körperrückseite gekräftigt. Die Wirbelsäule wird geschmeidig und die Organe des Bauches werden stimuliert. Die Kon-zentration liegt auf den Svatisthana-, Anahata- und Anjachakra. Der Bogen ist sehr wirksam gegen Müdigkeit.

Ausführung:
- Beugen Sie aus der Bauchlage Ihre Knie und greifen Sie Ihre Fußknöchel am Schienbeinansatz.
- Drücken Sie Ihre Füße leicht nach hinten in die Hände. Richten Sie sich nun mit Hilfe Ihrer Rückenmuskeln langsam im Ober-körper auf.
- Lösen Sie die Knie vom Boden, indem Sie jetzt langsam mit den Händen die Beine hochziehen. Versuchen Sie, trotz der Anstrengung konzentriert zu bleiben und ruhig zu atmen.
- Halten Sie die Position drei bis vier Atemzüge, lösen Sie dann langsam auf und gehen Sie direkt in den Panther als Gegenbe-wegung.

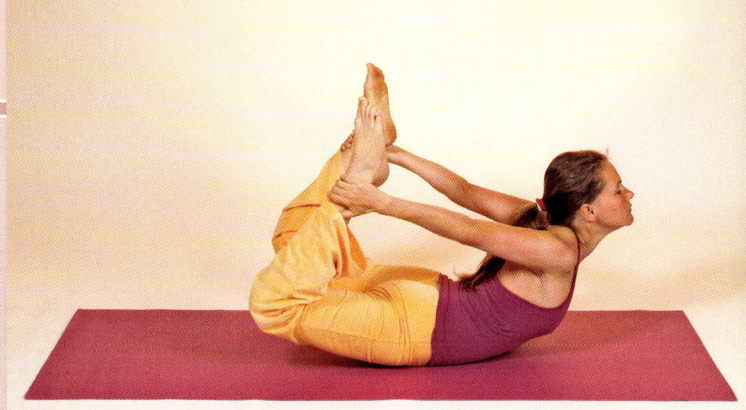

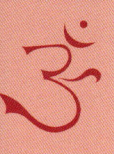

Der Panther – Utthita Balasana

Der Panther ist eine Zwischenposition, die besonders nach Rückwärtsbeugen ausgleichend wirkt. Die Wirbelsäule wird gestreckt und die Ober-
schenkelinnenseiten werden sanft gedehnt. Achten Sie bei Knieproblemen darauf, dass Sie nicht zu tief beugen.

Ausführung:
- Ausgangsposition ist die Kinderstellung. Bringen Sie
  die großen Zehen zusammen und öffnen Sie die Knie,
  strecken Sie die Arme nach vorn, während das Gesäß
  in Verbindung mit den Fersen bleibt.
- Legen Sie die Stirn möglichst am Boden ab und wandern Sie mit den Fingerspitzen weiter nach vorne, um
  eine maximale Länge in den Rücken zu bekommen.
- Genießen Sie die Streckung und entspannen Sie 5–6
  Atemzüge lang in dieser Position.

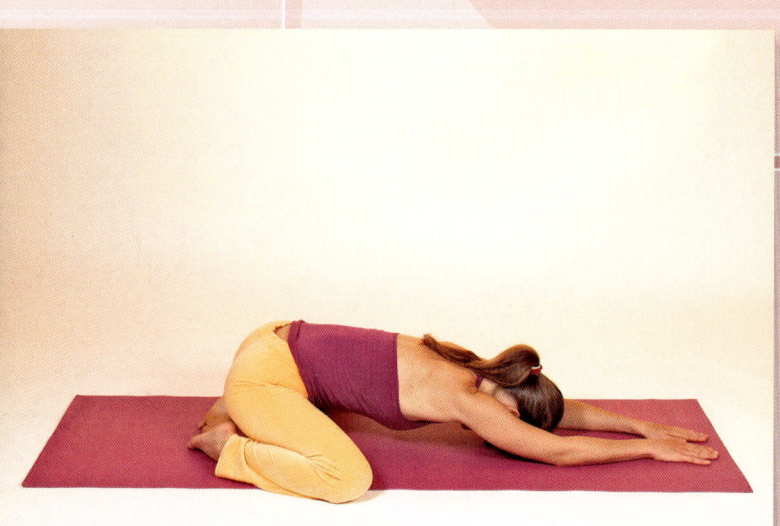

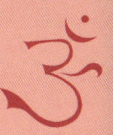

Die Spinne – Yoganidrasana

Die Spinne bringt die Oberschenkelrückseiten und das Gesäß in eine intensive Dehnung. Die Muskulatur des Beckenbodens wird geöffnet und ein angenehmes Gefühl der Wärme durchströmt Ihren Körper. Die Übung wirkt gaslösend. Der Pranafluss im Muladharachakra wird stimuliert.

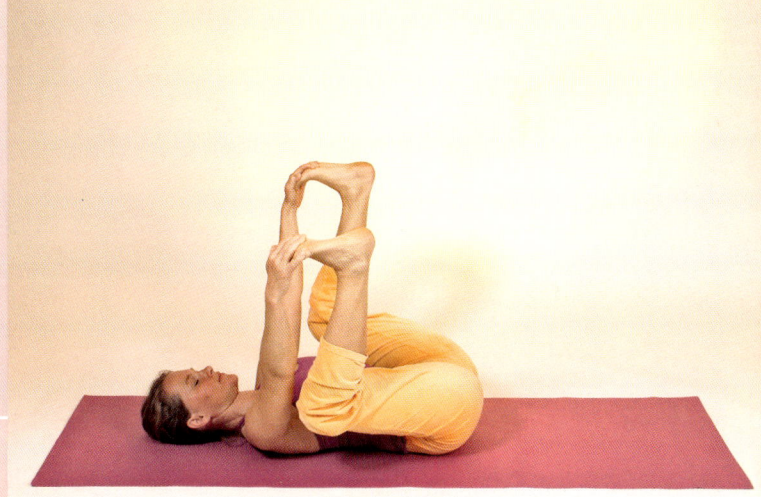

Ausführung:
- Winkeln Sie in der Rückenlage Ihre Knie an und greifen Sie mit den Händen über Ihre Zehen an die Fußsohlen.
- Drücken Sie Ihre Wirbelsäule in den Boden und achten Sie darauf, Ihr Steißbein möglichst am Boden zu halten.
- Ziehen Sie Ihre Kinnspitze Richtung Brustbein, um Ihre Halswirbelsäule gerade zu halten. Halten Sie Ihren Kopf am Boden. Sollten Sie zu stark in der Halswirbelsäule einknicken, legen Sie sich ein Kissen unter den Kopf.
- Schließen Sie Ihre Augen und entspannen Sie circa eine Minute in die Übung hinein.

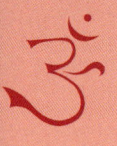
Der Liegende Schmetterling – Bhadrasana

Der Schmetterling führt die Körpervorderseite, insbesondere den Brustkorb und die Adduktoren (Oberschenkelinnenseite) in eine angenehme Dehnung. Der Energiekreislauf des Körpers wird durch die Berührung der Handinnenflächen und der Fußsohlen geschlossen und wirkt somit harmonisierend auf das gesamte Körpersystem.

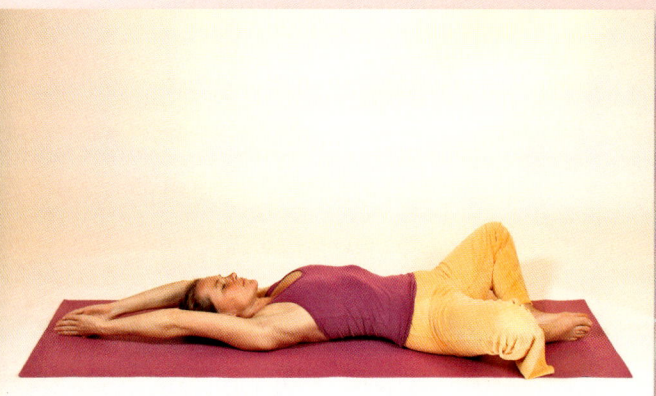

Ausführung:

• Bringen Sie Ihre Fußsohlen zusammen und ziehen Sie nun Ihre Fersen nahe zum Gesäß. Senken Sie Ihre Knie Richtung Boden ab, bis Sie eine Dehnung an der Oberschenkelinnenseite spüren.

• Ziehen Sie Ihren Bauchnabel nach innen und drücken Sie die Wirbelsäule leicht in den Boden, um ein zu starkes Hohlkreuz zu vermeiden (Bauchmuskulatur leicht anspannen).

• Legen Sie nun Ihre Handinnenflächen zusammen. Der linke Daumen liegt über dem rechten, die Zeigefinger sind aneinander aufgestellt. Bringen Sie die Arme gestreckt hinter dem Kopf zu Boden.

• Atmen Sie ruhig und entspannt und spüren Sie die öffnende Dehnung des Brustkorbes. Halten Sie die Position ein bis zwei Minuten lang.

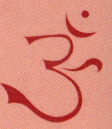

Das Krokodil – Jathara Parivartanasana

Das Krokodil ist in der statischen Variation eine wohltuende Dehn- und Entspannungshaltung, die bis tief in die Wirbelgelenke hinein wirkt.

Ausführung:
- Winkeln Sie in der Rückenlage die Knie an und stellen die Füße parallel zueinander auf den Boden. Senken Sie nun beide Knie zur rechten Seite und drehen Sie ihren Kopf behutsam nach links. Verweilen Sie eine Minute in der Position und wechseln Sie dann die Seite.
- Beide Schulterblätter sollten in der statischen Variante Bodenkontakt haben. Entspannen Sie nach der Übung in der Rückenlage mit aufgestellten Füßen.

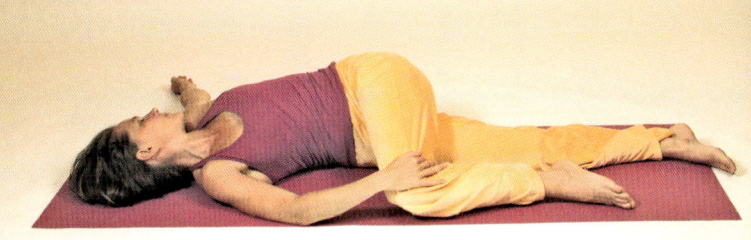

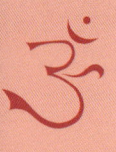

Die Schlussentspannung und die Meditation

Die Schlussentspannung bildet einen wichtigen Bestandteil einer Yoga-Stunde. Gönnen Sie Ihrem Körper und Geist diese Zeit des bewussten Innehaltens. Auf der pranischen Ebene wird ihr Nervensystem harmonisiert. Durch die gelenkte Entspannung in die einzelnen Körperteile entsteht ein Gefühl der Einheit und Harmonie. Ihr Geist und Ihre Konzentration verbessern sich und Sie entwickeln mehr Achtsamkeit für Ihren Körper. Versuchen Sie in der Schlussentspannung nicht einzuschlafen und halten Sie Ihren Geist an der Grenze zwischen bewusster Entspannung und Schlafzustand.

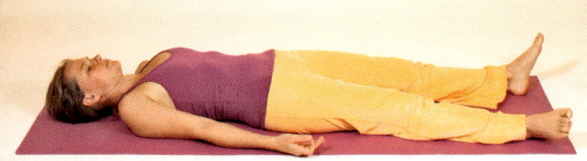

Ausführung:
- Legen Sie sich in Savasana (gleiche Position wie in der Anfangsentspannung).
- Gehen Sie mit Ihrer Aufmerksamkeit zum Bauchraum, zum Manipurachakra. Atmen Sie tief in den Bauchraum hinein und schicken Sie mit dem nächsten Ausatmen eine Welle der Entspannung durch die Beine bis in die Zehenspitzen. Wiederholen Sie die Übung zwei bis drei Mal im Geiste.
- Richten Sie dann Ihre Aufmerksamkeit auf den Brustraum, auf das Anahatachakra. Atmen Sie tief in den Brustraum hinein und schicken Sie mit dem Ausatmen eine Welle der Entspannung durch beide Arme bis in die Fingerspitzen. Wiederholen Sie die Übung zwei, bis drei Mal im Geiste.

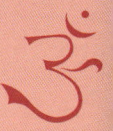

- Verlagern Sie dann Ihre Aufmerksamkeit zur Kopfhaut, zur Fontanelle, zum Sahasharachakra. Atmen Sie tief zur Fontanelle hinein und schicken Sie mit dem nächsten Ausatmen eine Welle der Entspannung die ganze Wirbelsäule hinunter bis zum Steißbein. Wiederholen Sie die Übung zwei bis drei Mal im Geiste.
- Nehmen Sie dann Ihre Aufmerksamkeit zum Punkt zwischen den Augenbrauen, zum Ajnachakra. Atmen Sie tief ein hin zum Ajnachakra und schicken Sie eine Welle der Entspannung über Ihr Gesicht und die komplette Haut Ihres Körpers. Wiederholen Sie auch hier die Übung zwei bis drei Mal im Geiste.
- Bleiben Sie noch ein paar Atemzüge lang in der Rückenlage und entspannen sich bewusst.
- Bewegen Sie dann langsam wieder Ihre Zehen und Finger, räkeln und strecken Sie sich. Kommen Sie dann in eine Sitzposition für die Abschlussmeditation.

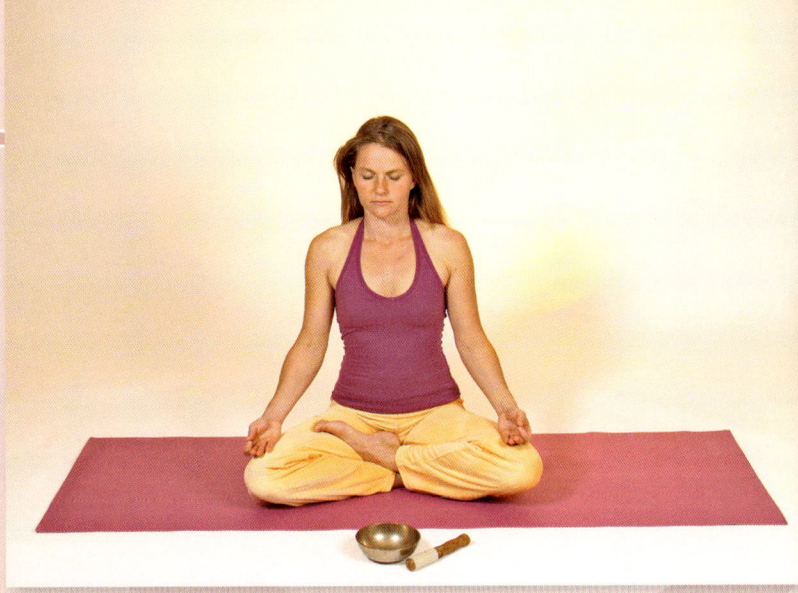

Das Yoga Balance-Mittelstufenprogramm „anspruchsvoll" im Überblick

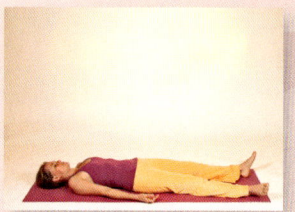

Anfangsentspannung

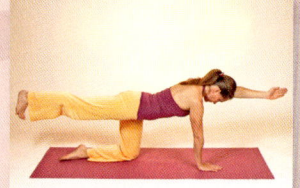

Katze

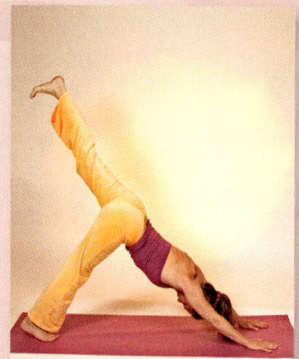

Sonnengruß mit Variationen

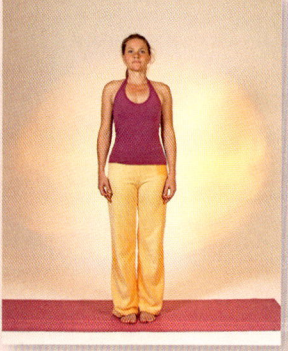

Berg

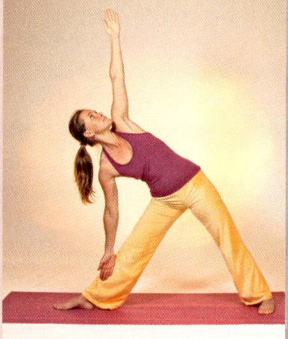

Dreieck

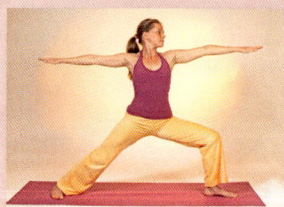

Krieger II

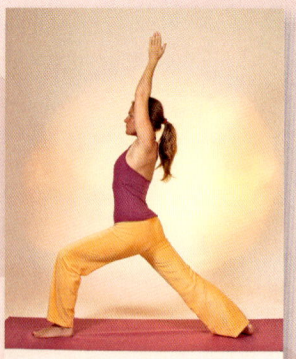

Krieger I

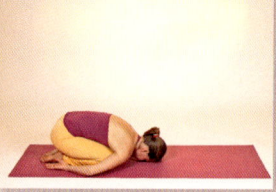

Kind

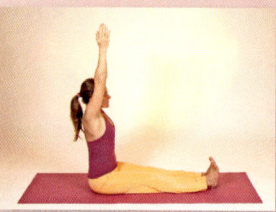

Stock

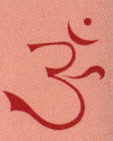

Das Yoga Balance-Mittelstufenprogramm „anspruchsvoll" im Überblick

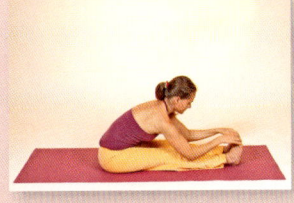

Vorwärtsbeuge

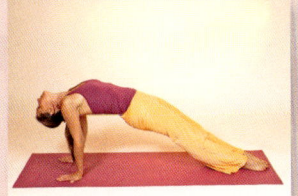

Schiefe Ebene

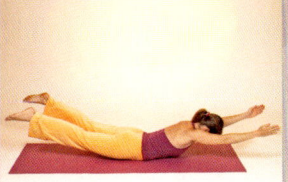

Boot

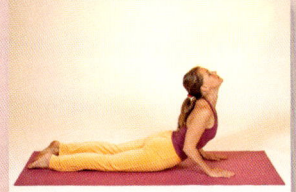

Kobra

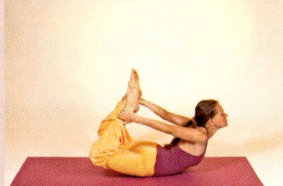

Bogen

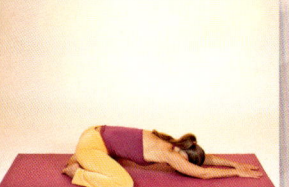

Panther

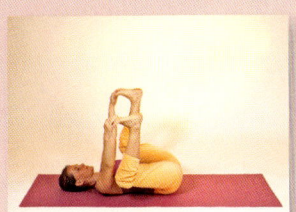

Spinne

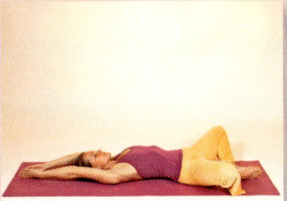

Schmetterling

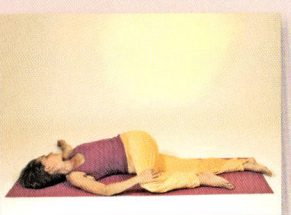

Krokodil

Partnerübungen

Gemeinsames Yogaüben kann eine schöne Bereicherung für Beziehungen darstellen. Sie können mit Ihrem Partner, mit Ihren Kindern oder mit Freunden gemeinsam einige Yoga-Asanas ausprobieren. Achten Sie beim Üben auch auf die Beweglichkeitsgrenzen Ihres Partners. Ziehen Sie sich sanft in die Übung hinein und gehen Sie behutsam vor.

Partnerdreieck

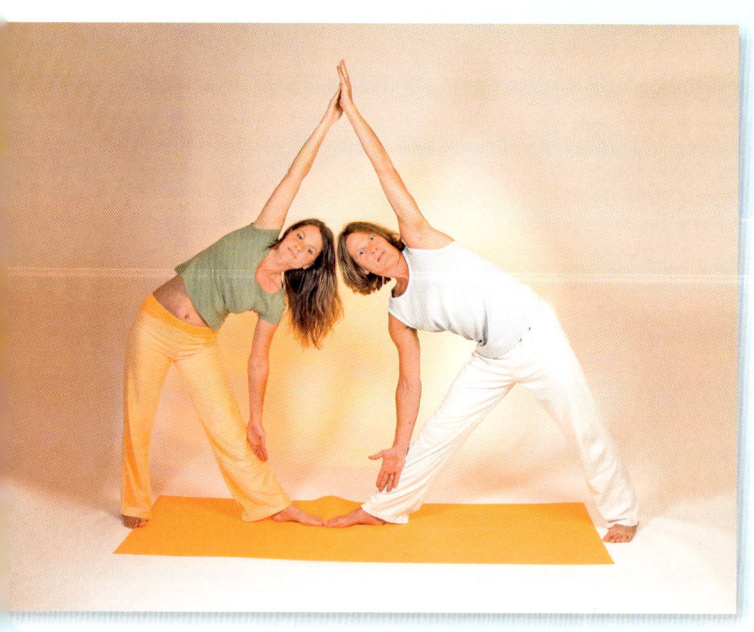

Ausführung:
Ausgangspunkt ist Uttitha Trikonasana aus der anspruchsvollen Mittelstufe (vgl. S. 144). Die Zehen und die Handinnenflächen der gestreckten Arme sollten sich berühren.

Fisch-Kind-Stellung

Der untere Partner geht in die Kinderstellung. Der obere Partner legt sich in eine gestreckte Rückbeuge über den anderen Partner. Die Gesäßhälften sollten in etwa übereinander liegen.

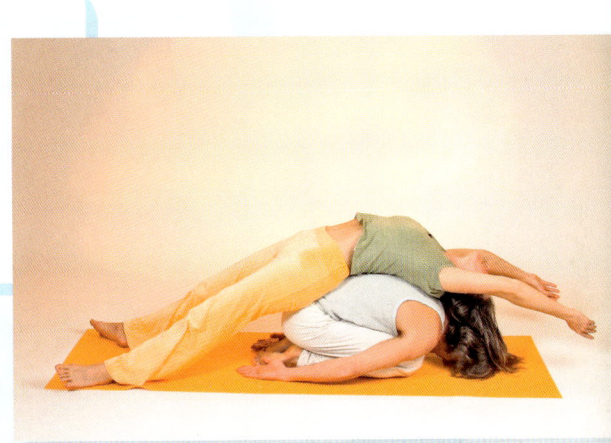

Hund – stehender Fisch

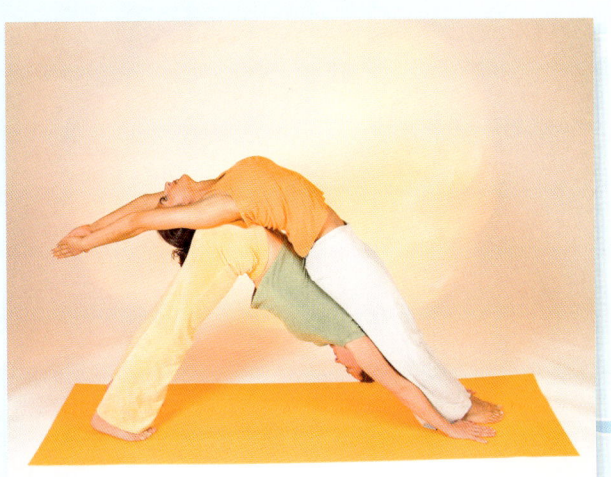

Ein Partner geht in die Hundeposition. Der andere Partner stellt seine Füße zwischen die Hände des „Hundes" und begibt sich in eine sanft gestreckte Rückbeuge.

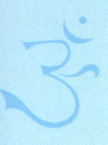

Seitlich gedrehte Vorwärtsbeuge

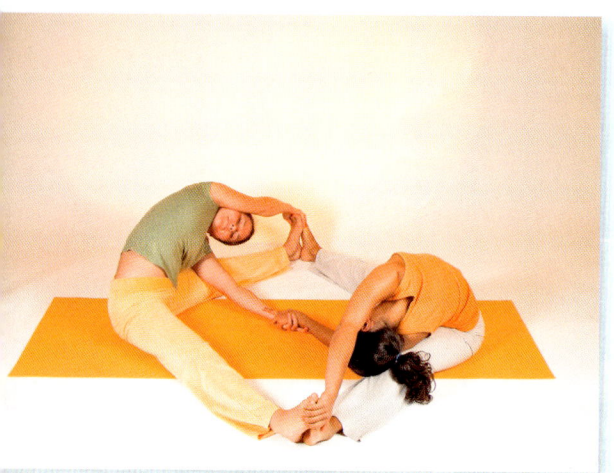

Ausgangsposition ist die gegrätschte Vorwärtsbeuge aus der anspruchsvollen Mittelstufe (vgl. S. 154). Dann kippen beide Partner zur linken Seite und greifen mit der rechten Hand zum rechten Fuß des Partners. Die linken Hände der Partner fassen ineinander. Wechseln Sie dann die Seite.

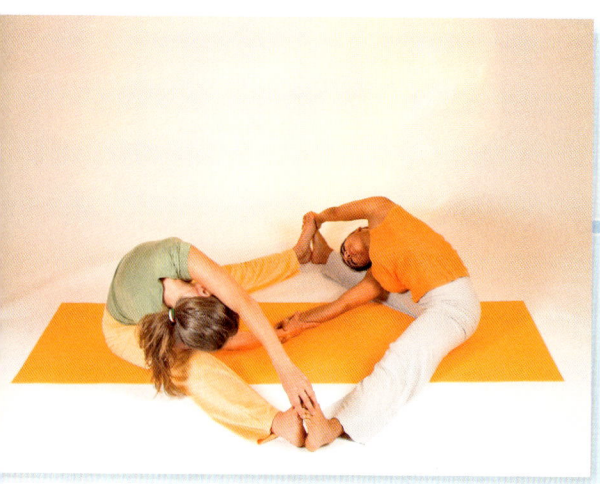

Partnerdrehsitz

Ausgangsposition ist der Drehsitz aus dem Rückenprogramm (vgl. S. 187). Die Partner sitzen Rücken an Rücken und halten das linke Bein angewinkelt, so dass die linke Ferse am rechten Sitzhöcker liegt. Beide drehen dann den Oberkörper nach rechts. Die rechte Hand greift jeweils das rechte Fußgelenk des Partners. Wechseln Sie dann die Seite.

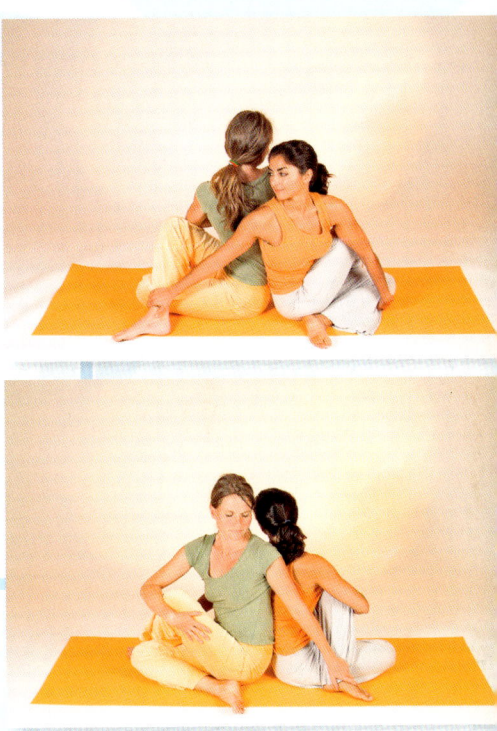

Gespreizte Partnervorwärtsbeuge

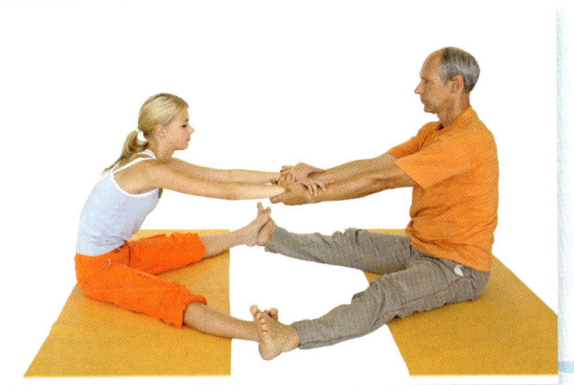

Ausgangsposition ist die gegrätschte Vorwärtsbeuge aus der anspruchsvollen Mittelstufe (vgl. S. 154). Die Füße der Partner berühren sich und beide greifen an das Handgelenk des Anderen. Ein Partner beginnt nun, den anderen behutsam mit jedem Ausatmen nach vorne zu ziehen.

Weiterführende Yoga-Asanas

Die hier aufgeführten Asanas sollten Sie nur unter Anleitung in einem Yoga-Kurs mit einem ausgebildeten Yogalehrer/in einüben.

Der Skorpion – Vrishchikasana

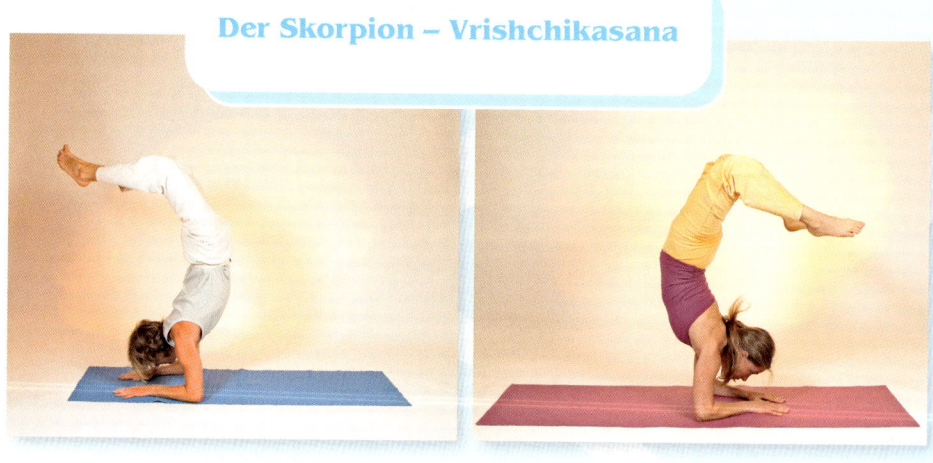

Der Pfau – Mayurasana

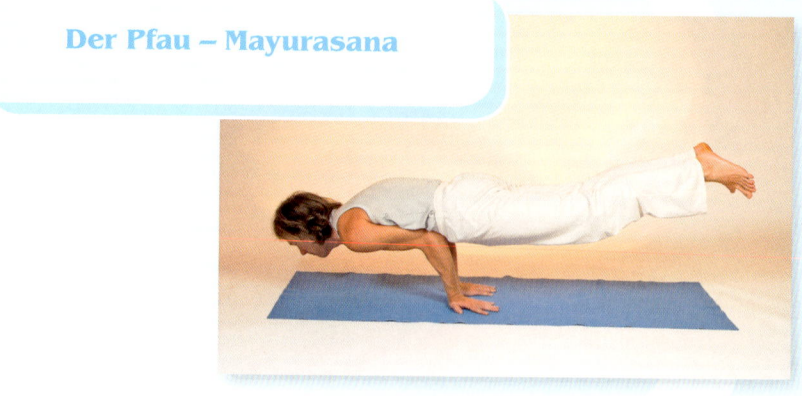

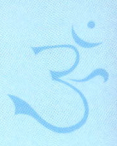

Die Krähe – Kakasana

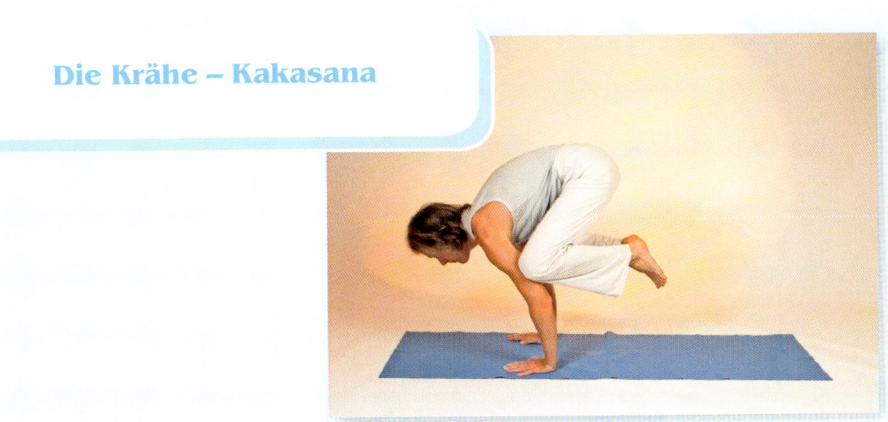

Seitliche Krähe

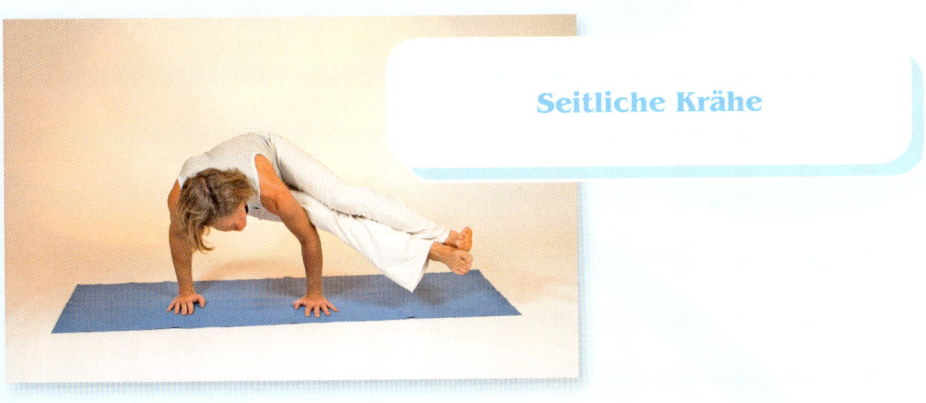

Halbmond

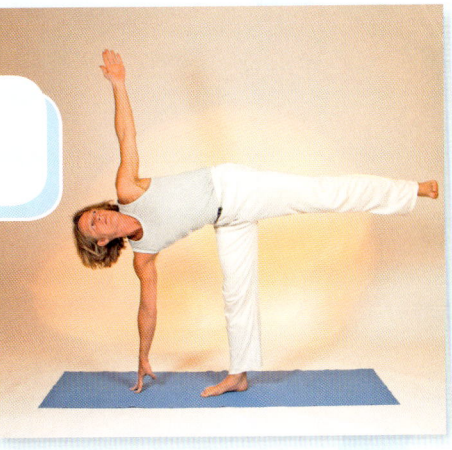

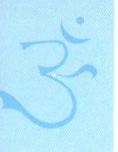

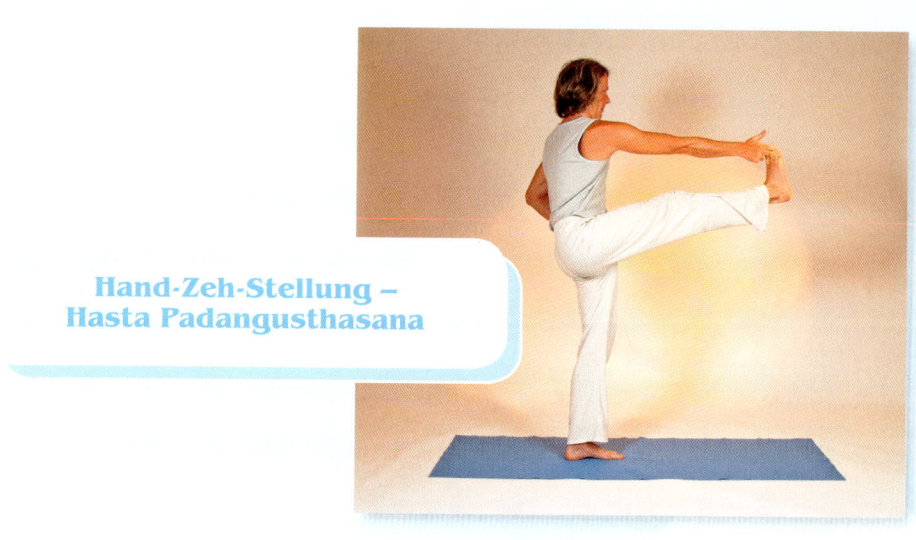

**Hand-Zeh-Stellung –
Hasta Padangusthasana**

**Zweiwinkelstellung –
Dwikonasana**

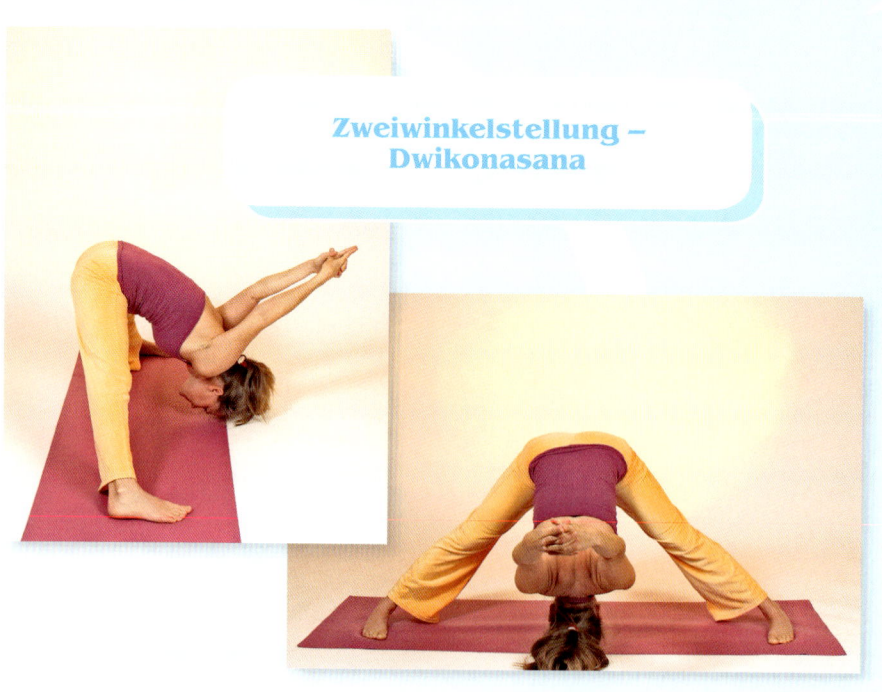

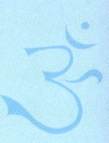

Intensive Flankenstreckung – Parshvottanasana

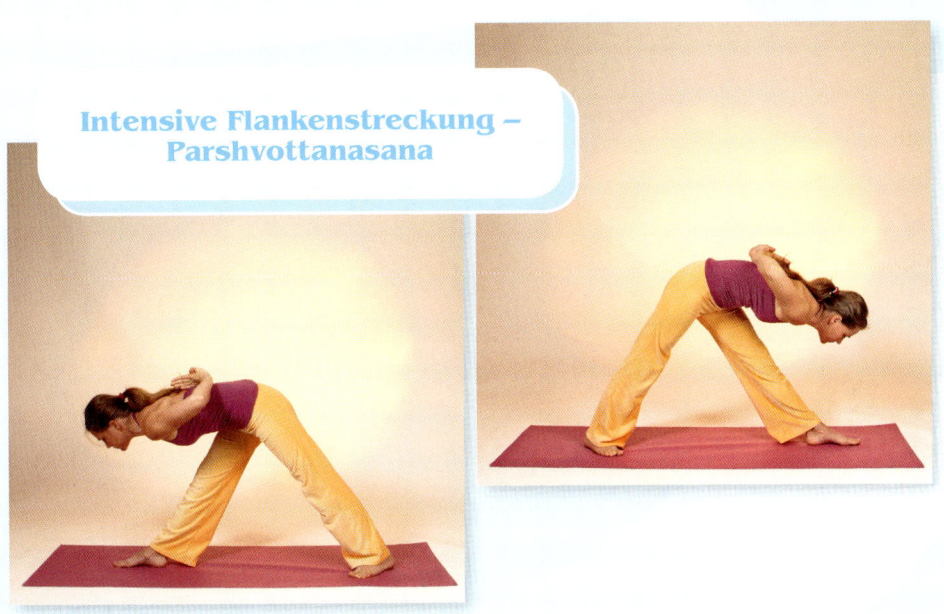

Gedrehtes Dreieck – Parivritta Trikonasana

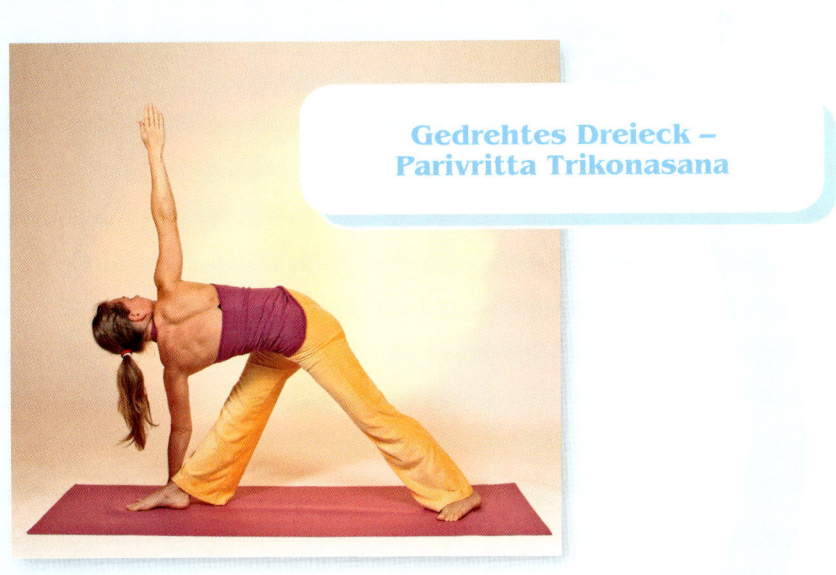

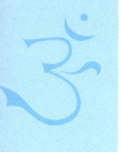

Krieger III – Virabhadrasana

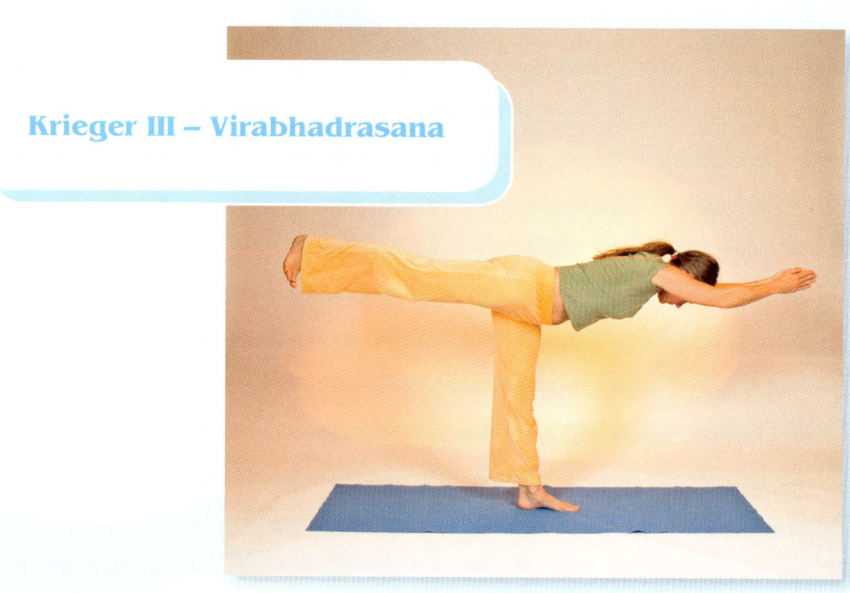

Das Rad – Chakrasana

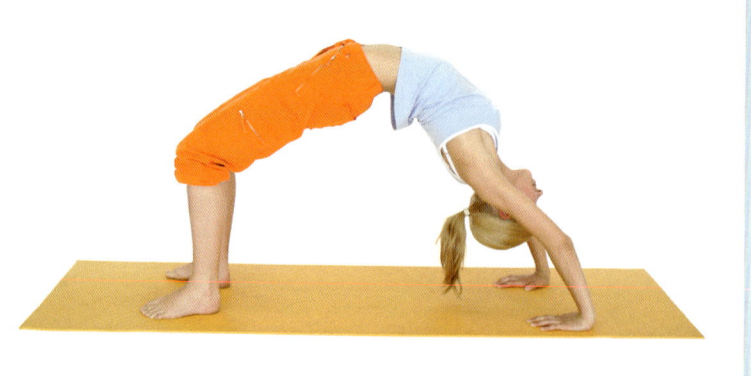

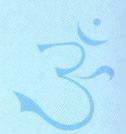

Der Kopfstandzyklus – Sirsasana

Der Kopfstand wird auch der „König der Asanas" bezeichnet. Neben den vielen positiven körperlichen Wirkungen, verhilft das Meistern des Kopfstandes auf der seelisch-geistigen Ebene zu mehr Mut, Selbstbewusstsein und verleiht Ihnen einen neuen Blickwinkel. Bitte üben Sie den Kopfstand nur unter professioneller Anleitung.

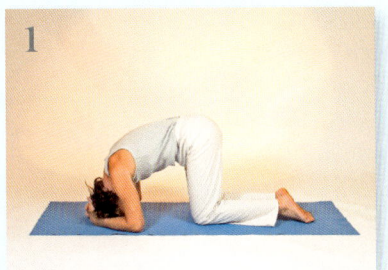

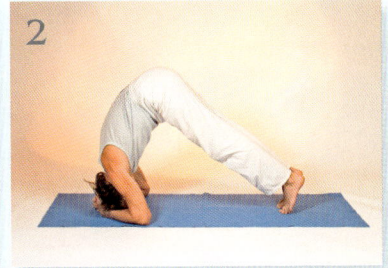

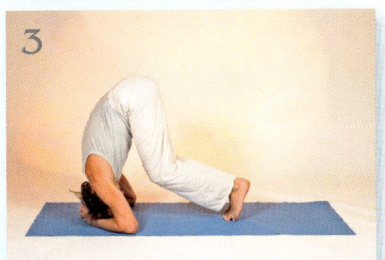

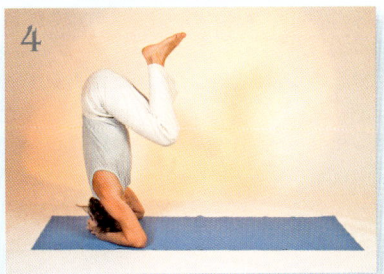

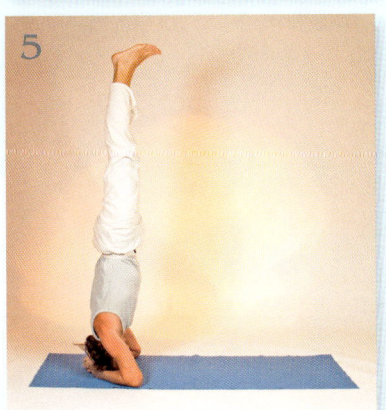

Ausführung:
- Sie benötigen Armkraft für die korrekte Ausführung des Kopfstandes. Die vorbereitende Übung ist der Delphin, um die Armmuskulatur aufzubauen. Stützen Sie sich auf Ihre Unterarme und machen Sie ein paar Liegestütze. Verlagern Sie dabei Ihr Körpergewicht auf die Unterarme.

Der Kopfstandzyklus – Sirsasana

- Bringen Sie dann die Ellenbogen unter die Schultern und verschränken Sie Ihre Finger ineinander.
- Legen Sie Ihren Kopf in den Scheitelpunkt, in die zusammengelegten Hände, der Nacken muss in einer geraden Linie senkrecht vom Boden hochzeigen, Ihre Halswirbelsäule darf nicht eingeknickt sein (Bild 1).
- Stellen Sie sich auf die Zehenspitzen, strecken Sie die Beine kurz nach hinten durch und geben Sie etwas Körpergewicht auf Ihre Unterarme (Bild 2).
- Gehen Sie nun mit kleinen Schritten in Richtung Oberkörper und ziehen Sie Ihre Knie langsam zum Brustkorb (Bild 3).
- Lösen Sie mit einer behutsamen Bewegung die Füße vom Boden, springen Sie nicht ab. Verlagern Sie Ihr Gewicht auf beide Unterarme und entlasten Sie dadurch Ihren Kopf und Ihre Halswirbelsäule. Achten Sie bitte auf einen gerade gehaltenen Nacken (Bild 4).
- Strecken Sie Ihre Beine nach oben hinaus und halten Sie die Balance. Genießen Sie mit zunehmender Übungsdauer die Wirkungen des Kopfstandes. Wenn Sie geübt sind, können Sie die Haltedauer bis auf 5 Minuten erhöhen (Bild 5).
- Lösen Sie die Position langsam wieder auf und verweilen Sie für ein paar Atemzüge in der Kinderstellung. Spüren Sie den Kopfstand nach.

Yoga und Rückenbeschwerden

Da statistisch gesehen 80 % aller Deutschen irgend- wann von Rückenbeschwerden betroffen sind und Rückenerkrankungen der häufigste Grund für ärztliche Behandlungen sind, ist es uns ein beson- deres Anliegen, Yoga-Übungen vorzustellen, die in der Vorbeugung von, aber auch bei bereits bestehenden Rückenbeschwerden einen wichtigen Beitrag zur Gesunderhaltung des Rückens leisten können.

Anatomische Grundlagen

Es ist dein Geist,
der die Welt erschafft. (Buddha)

Durch die Entwicklung des Menschen vom Vierbeiner zum aufrecht gehenden Zweibeiner wurden durch den Verlust von zwei Unterstützungspunkten an den Körper und Organismus neue Aufgaben gestellt. Die Füße wurden zum wesentlichen Stützorgan mit Entwicklung der Fußgewölbe und die Wirbelsäule entwickelte ihre na- türlichen Schwingungen zur besseren Abfederung des Körpergewichts.

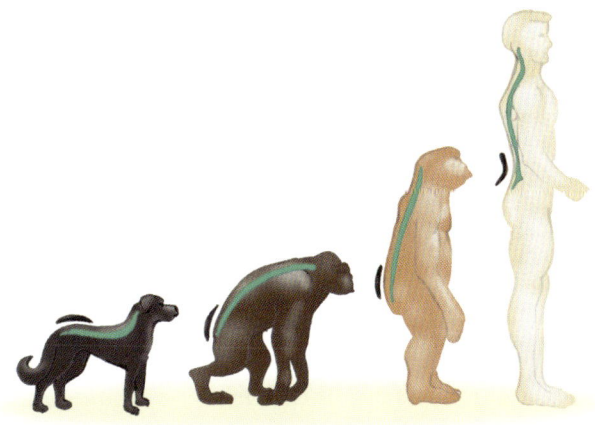

Vom Vierfüßler zum Zweifüßler.

Diese Umgestaltung birgt jedoch Gefahrenpunkte. Die nun aufrechte Körperachse muss durch die Muskulatur ausbalanciert werden. Doch das Setzen von wichtigen Bewegungsreizen wie z. B. Gehen auf federndem Boden, Laufen, angemessene körperliche Belastung und sportliche Aktivierung, aber auch Entspannung (Loslassen) ist in der heutigen Zeit nicht mehr angemessen gegeben. Doch diese Reize sind unbedingt nötig, damit der Stütz- und Bewegungsapparat intakt bleibt und seine Anforderungen erfüllen kann.

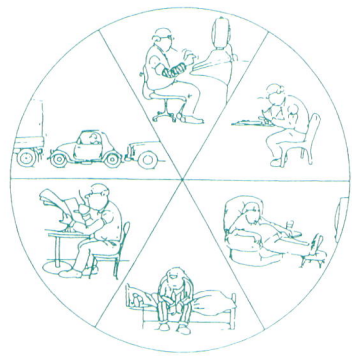

Der Tages-ablauf eines Durchschnitts-bürgers.

Neben einem „Zuwenig" an körperlichen Belastungen sind viele der heute vorherrschenden Risikofaktoren und Beschwerden häufig auch auf ein „Zuviel" an psychischen Belastungen zurückzuführen. So gilt es inzwischen als gesichert, dass psychosoziale Faktoren, wie z. B. Stress und Depressivität, eine wichtige Rolle für das Auftreten vieler Rückenschmerzen spielen. Es gibt kein anderes Organ, aus dem sich so augenscheinlich die psychische Haltung und der Gemütszustand ablesen lässt, wie die Wirbelsäule. Unterbewusst wird man vom Gegenüber aufgrund der Körperhaltung z. B. als selbstbewusst, traurig oder ängstlich/schwach eingestuft. Haltung geht weit über den muskulären Anspruch hinaus. Dies ist nicht verwunderlich, denn seelische Konflikte, Stress, Ängste, Überforderung und Leistungsdruck haben nicht nur eine psychische Anspannung zur Folge, sie erhöhen auch die Grundspannung der Muskulatur. In Sprichwörtern wie z. B. „Rückgrat zeigen", ein „schweres Los tragen", „auf den Schultern lasten" oder die „Haltung bewahren" wird die Komplexität und Abhängigkeit des Wortes Haltung von der Psyche sichtbar. Übrigens verändert sich nicht selten durch ein Training der vorgestellten Yogaprogramme der Gemütszustand bzw. die innere Haltung.

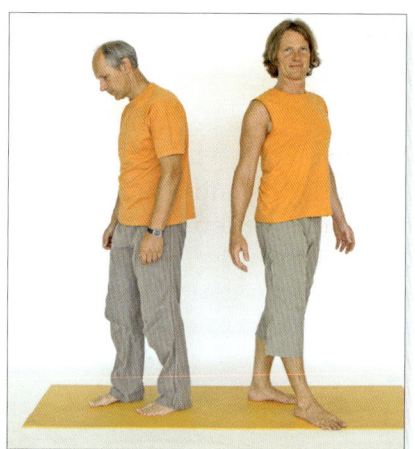

Die Körperhaltung bei unterschiedlichen Gemütszuständen.

Die Wirbelsäule

Die Wirbelsäule ist die zentrale Achse des Körpers. Sie setzt sich aus vielen gegeneinander beweglichen Funktionseinheiten zusammen, zu denen der einzelne Wirbel mit den kleinen Wirbelgelenken, die Zwischenwirbelscheibe (Bandscheibe), Bänder und Muskulatur gehören.

• **Aufbau der Wirbelsäule:**

Die Wirbelsäule besteht aus 33–34 knöchernen Wirbeln. Die Halswirbelsäule (= 7 Wirbel), Brustwirbelsäule (= 12 Wirbel) und Lendenwirbelsäule (= 5 Wirbel) werden als beweglicher Teil der Wirbelsäule bezeichnet. Die Wirbel von Kreuzbein und Steißbein sind jeweils zu einer Knochenplatte verschmolzen und bilden den unbeweglichen Abschnitt. Die Wirbelsäule erscheint bei der Ansicht von hinten als gerade Achse. Von der Seite weist sie eine doppel-S-förmige Schwingung auf, die als die physiologischen Schwingungen/Krümmungen der Wirbelsäule bezeichnet werden. Im Bereich der Halswirbelsäule finden wir eine Schwingung nach vorn. Diesen Schwingungsverlauf nennt man **Lordose.**

Die Brustwirbelsäule zeigt eine Krümmung nach hinten, die sogenannte **Kyphose.** Die Lendenwirbelsäule weist wieder eine Lordose auf, Kreuz- und Steißbein bilden wieder eine Kyphose.

Diese natürlichen Schwingungen sind für die Gesunderhaltung der Wirbelsäule wichtig, da sie wie ein mechanischer Stoßdämpfer wirken, indem sie bei axialen bzw. senkrechten Belastungen und Stoßbewegungen nachgeben und abfedern.

Seitliche Abweichungen der Wirbelsäule werden als **Skoliose** bezeichnet. Beim Rechtshänder ist oft eine leichte Abweichung der Wirbelsäule nach links, beim Linkshänder nach rechts zu erkennen. In leichter Ausprägung ist diese Abweichung unbedenklich, in stärkerer Ausbildung besitzt sie Krankheitswert.

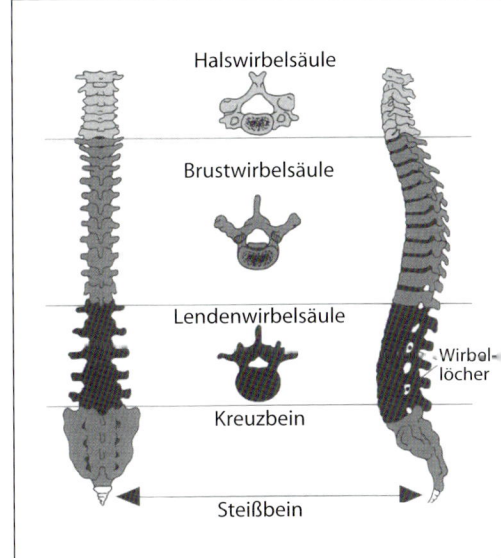

Halswirbelsäule

Brustwirbelsäule

Lendenwirbelsäule

Wirbellöcher

Kreuzbein

Steißbein

Aufbau der Wirbelsäule (BAGUV 1994).

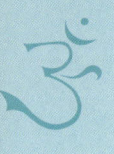

• **Beweglichkeit**

Die **Wirbelsäule** ist zu allen Seiten beweglich, nach vorne, hinten, seitlich und um die Längsachse (= Rotation). Die **Halswirbelsäule** ist am beweglichsten. Da sie über den gesamten Tag unseren Kopf trägt und dieser frei ausbalanciert werden muss, bedarf es der Unterstützung einer gut ausgebildeten Hals- und Nackenmuskulatur.

Die **Brustwirbelsäule** steht über die Rippen mit dem Brustbein in Verbindung und bildet so den relativ starren Brustkorb. Daher ist sie von allen beweglichen Abschnitten am unbeweglichsten. Rotationsbewegungen und Bewegungen zur Seite sind relativ gut durchführbar, das Vorneigen und besonders das Rückneigen sind nur im geringen Maße möglich. Dafür ist sie allerdings sehr stabil.

Auf der **Lendenwirbelsäule** lastet das meiste Gewicht. Sie besitzt daher die größten Wirbel, ist allerdings dennoch gut nach allen Seiten beweglich. Lediglich die Rotationsbewegung ist aufgrund der fast senkrecht zueinander stehenden Gelenkfortsätze kaum möglich.

Kreuz- und Steißbein sind als verwachsene Knochenplatten in sich weitgehend unbeweglich.

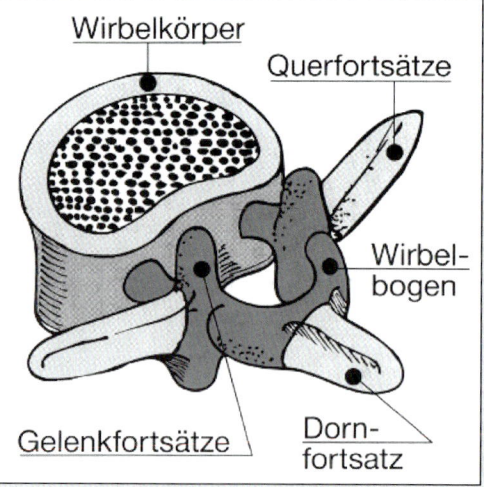

Aufbau eines Wirbelkörpers (BAGUV 1994).

• **Aufbau der Wirbelkörper**

Die einzelnen Wirbel bestehen aus einem **Wirbelkörper**, an dem sich der **Wirbelbogen** anschließt. Wirbelkörper und Wirbelbogen schließen das **Wirbelloch** ein. Die Gesamtheit aller Wirbellöcher bildet den **Wirbelkanal.** Dieser enthält das Rückenmark, das einen Teil des zentralen Nervensystems darstellt. Die Dorn- und Querfortsätze dienen dem Ansatz von Muskulatur und Bändern, die Gelenkfortsätze der gelenkigen Verbindung zu den Nachbarwirbeln nach oben oder unten (Zwischenwirbelgelenke).

Die Bandscheiben

Zwischen den Wirbeln des beweglichen Teils der Wirbelsäule, also der Hals-, Brust- und Lendenwirbelsäule, befinden sich die insgesamt 23 eingelagerten Bandscheiben. Die erste Bandscheibe liegt zwischen dem 2. und 3. Halswirbel, die letzte zwischen dem 5. Lendenwirbel und dem Kreuzbein. Die Bandscheiben tragen erheblich zur Beweglichkeit der Wirbelsäule bei. Sie verhindern das Aufeinanderreiben der Wirbel und ermöglichen somit eine schmerzfreie Beweglichkeit. Darüber hinaus funktionieren sie wie Stoßdämpfer und bilden daher ein wichtiges Puffersystem unseres Körpers.

Die Ernährung der Bandscheiben erfolgt nicht wie bei den meisten anderen Organstrukturen über Blutgefäße. Bei Belastung werden die Bandscheiben zusammengepresst und Flüssigkeit sowie Abbaustoffe herausgedrückt. In der Entlastung, z.B. im Liegen, erholt sich die Bandscheibe und saugt sich wieder mit neuen Nährstoffen voll. Dieses Schwammprinzip bildet die Grundlage für die Ernährung der Bandscheibe und wird als „Diffusion" bezeichnet. Der Vorgang verdeutlicht die zentrale Bedeutung des richtigen Verhältnisses von Belastung (= Flüssigkeitsabgabe) und Entlastung (= Flüssigkeitsaufnahme). Beide Faktoren sind unumgänglich für die Gesunderhaltung unserer Wirbelsäule.

Die Höhe der Belastung für die Bandscheiben hängt vor allem von der Körperposition ab. So ist der Bandscheibenbelastungsdruck im Liegen geringer als im aufgerichteten Stehen oder Sitzen.

Da die Bandscheiben tagsüber in der Regel einer Dauerbelastung ausgesetzt sind (z.B. durch langes Sitzen), ist der Mensch abends etwas kleiner als morgens.
Im Laufe des Lebens unterliegt die Bandscheibe der „normalen" Altersdegeneration, in denen die knorpelähnlichen Strukturen in Form von kleinen Rissen degenerieren. Ab ca. dem 20. Lebensjahr binden die Bandscheiben nicht mehr so viel Wasser und die

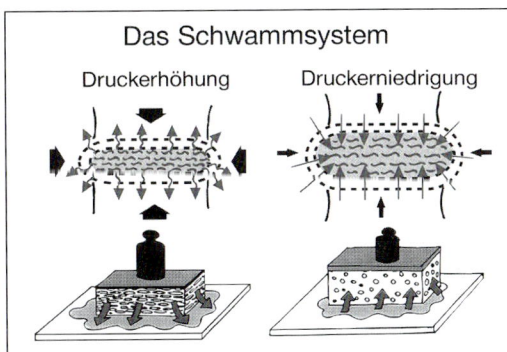

Ernährung der Bandscheibe nach dem Schwamm-Prinzip.

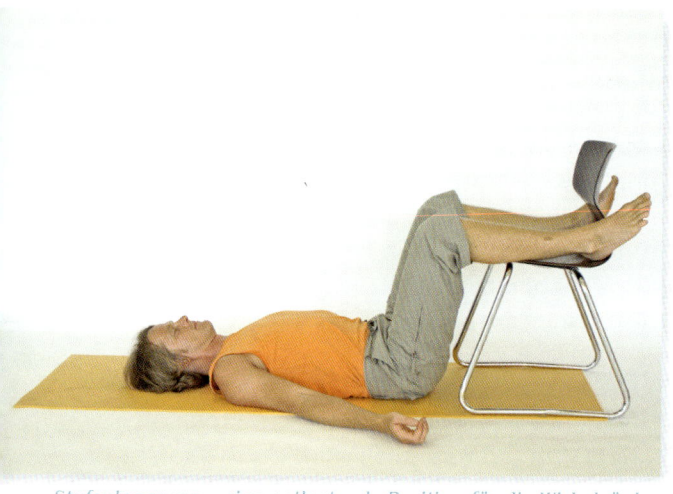

Stufenlagerung – eine entlastende Position für die Wirbelsäule und die Bandscheiben.

Wirbelsäule verliert an Elastizität. Aufgrund von Bandscheibendegenertionen kommt es durch Verschleißerscheinungen zu einer Höhenabnahme der Zwischenwirbelscheiben. Die Flüssigkeitsabnahme der Bandscheibe ist u. a. auch ein Grund dafür, dass die Menschen im höheren Alter wieder etwas kleiner werden. Durch Fehlhaltungen, Fehlbelastungen, und Mangel an Bewegung ist eine ausreichende Versorgung der Bandscheiben oft nicht mehr gewährleistet. Dies beginnt schon in der Schulzeit bei schlechter Sitzhaltung und setzt sich im Berufsleben und Alltagsverhalten fort. Auch Übergewicht kann den Abbauprozess der Bandscheibe beschleunigen.

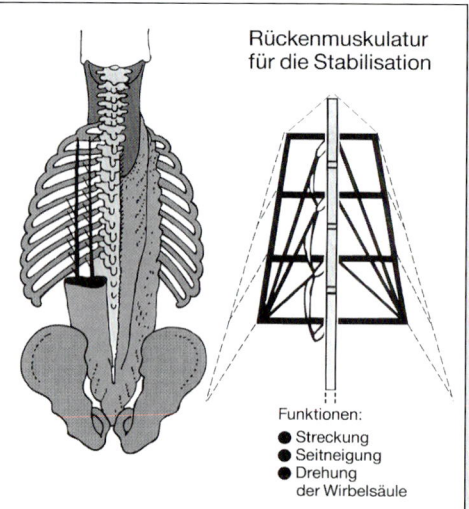

Rückenmuskulatur für die Stabilisation

Funktionen:
● Streckung
● Seitneigung
● Drehung
  der Wirbelsäule

• **Die Muskulatur**
Die Muskulatur des Rumpfes bestimmt die Stabilität, Mobilität und wesentlich die Haltung unserer Wirbelsäule. Besonders anschaulich verdeutlicht wird dies am Beispiel eines Segelbootes. Der Mast eines Segelbootes wird erst durch eine optimale Spannung der Taue (Takelage) gehalten. Genau so hält eine gut trainierte und ausgeglichene Muskulatur unsere Wirbelsäule aufrecht. Die Ausgewogenheit unserer Rumpfmuskulatur bestimmt die Haltung. Eine angemessene, gut trainierte Muskulatur kann die Wirbelsäule entlasten und den Verschleiß begrenzen.

Verspannung der Wirbelsäule durch die Musikaltur ähnlich einer Takelage am Segelboot (BAGUV 1985).

Ein gesunder Rücken braucht deshalb vielseitige Bewegung. Nur bei regelmäßiger Beanspruchung bleibt die Muskulatur funktionsfähig und kann ihre dynamischen und statischen Aufgaben erfüllen. Bei einseitiger Belastung bzw. einseitigem oder fehlendem Training werden manche Muskeln zu stark, andere zu wenig beansprucht, was zu einem muskulären Ungleichgewicht führen kann.

Da ein Teil der Rückenbeschwerden vermutlich hierauf zurückzuführen ist, könnten durch eine gezielt trainierte Muskulatur Beschwerden gelindert bzw. behoben werden. Hier können die Übungen des Yoga Balance-Programms einen entscheidenden Beitrag zur Gesunderhaltung Ihres Rückens leisten.

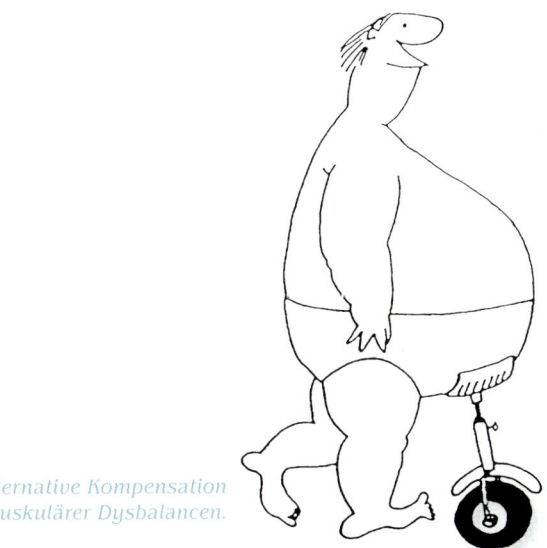

Alternative Kompensation muskulärer Dysbalancen.

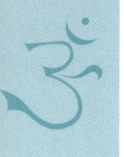

Das Yoga Balance-Rückenprogramm

„Bemühen wir uns um die Wurzel des Baumes werden Knospen sprießen und ihren Duft verströmen. Bemühen wir uns um den Körper, duften Geist und Seele." (Iyengar)

Viele Menschen mit Rücken- und Nackenschmerzen leiden an einem Ungleichgewicht der Beuge-, Streck- und Drehmuskeln, die entlang der Wirbelsäule, der Arme und der Beine verlaufen. Diese Muskelgruppen können durch gezielte Yoga-Übungen trainiert und somit wieder ins Gleichgewicht gebracht werden. Das ist wichtig, da auf jedes Gelenk mindestens zwei Muskelgruppen einwirken, die Flexoren (Beuger) und die Extensoren (Strecker) und häufig auch noch die Rotatoren (Dreher). Nur wenn sich die Flexoren, die Extensoren und die Rotatoren in einem funktionellen Gleichgewicht befinden, ist jedes Gelenk voll funktionstüchtig und Fehlhaltungen werden vermieden. Ein Ungleichgewicht innerhalb der Muskelgruppen wirkt sich direkt auf die Körperhaltung und die Gelenke aus und kann Schmerzen, Verspannungen und Arthrose verursachen. Durch unsere „Sitzkultur" sind bei vielen Menschen die Extensoren (Streckmuskeln) untrainiert. Genau diese Muskeln werden aber sehr stark durch die Yoga-Übungen trainiert und somit in ihre volle Funktionsfähigkeit zurückgebracht.

Bedenken Sie bitte auch, dass die seelische Verfassung ebenfalls Ihre Haltung beeinflusst. Üben Sie die Yogaasanas nicht mechanisch, lassen Sie sich von den Übungen „berühren". Durch eine achtsame und konzentrierte Ausführung verbessert sich Ihre Stimmung und der Pranafluss im Körper wird wieder spürbar. Lassen Sie immer ein Gefühl von Weite und Leichtigkeit in Ihrem Schmerzbereich entstehen, schicken Sie Atmung und Prana dorthin. Gewinnen Sie eine neue positive Haltung zu sich selbst und identifizieren Sie sich nicht mit Ihren Rückenschmerzen. Das folgende Übungsprogramm umfasst in erster Linie Übungen für den unteren und den oberen Rücken.

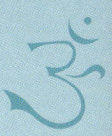

Übungsprogramm:

Der Drehsitz – Ardha Matsyendrasana

Der Drehsitz stimuliert die Spinalnerven und löst Verspannungen besonders im oberen Rücken. Bei einer Skoliose (seitliche Verkrümmung der
Wirbelsäule) halten Sie bitte die Drehbewegung zu der „unbeweglicheren
Seite" etwas länger, um das muskuläre Gleichgewicht am Rücken und Nacken wiederherzustellen.

Ausführung:
- Stellen Sie Ihren rechten Fuß vor
  das linke Knie. Fassen Sie dann
  mit beiden Händen das rechte
  Schienbein und ziehen Sie Ihre
  Wirbelsäule gerade.
- Umfassen Sie mit dem linken Arm
  den rechten Oberschenkel und
  stützen sich mit der rechten Hand
  hinter dem Rücken am Boden ab.
- Drehen Sie sich nun langsam zur
  rechten Seite, zuerst mit dem
  unteren Rücken, dann mit dem
  Brustkorb und zum Schluss mit
  dem Kopf.
- Verweilen Sie ca. eine Minute lang
  mit entspannter Atmung in dieser
  Position. Drehen Sie sich dann
  langsam zurück und wechseln
  Sie nach einer kurzen Pause die
  Seite.

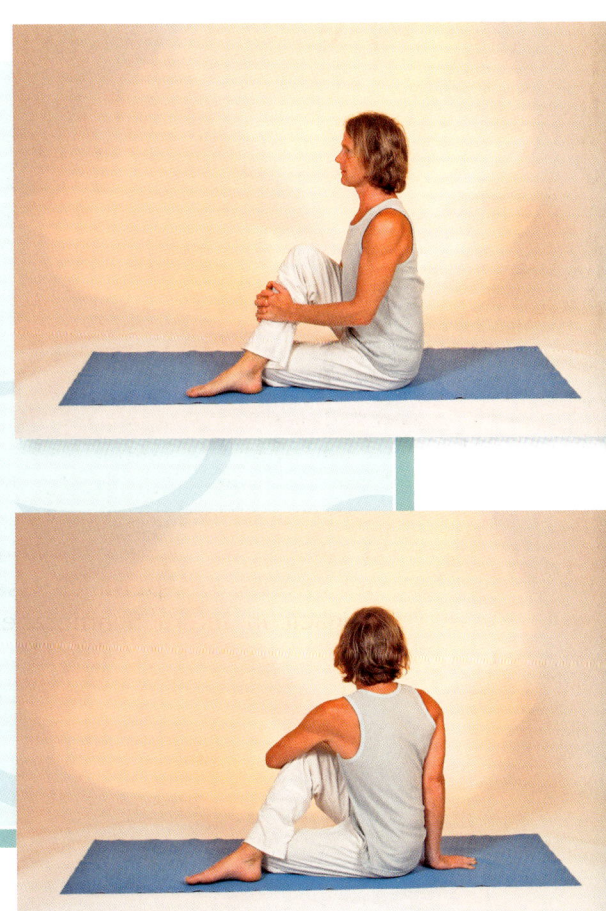

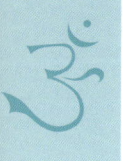

Der Bär

Der Bär kräftigt die Bauchmuskulatur sowie die Hüftbeuger und bringt die Oberschenkelrückseiten und die Waden in eine Dehnung. Es ist eine rumpfbelebende Übung, da das Blut aus den Gliedmaßen in den Rumpf fließt. Eine gute Bauchmuskulatur ist für die Stützfunktion der Wirbelsäule unerläßlich. Zu Beginn des Übens können Sie die Knie noch leicht angewinkelt halten.

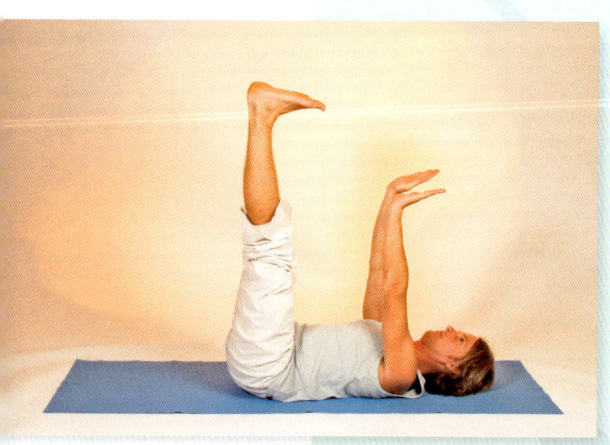

Ausführung:
- Strecken Sie aus der Rückenlage Ihre Arme und Beine senkrecht nach oben.
- Achten Sie darauf, dass auch Ihr unterer Rücken am Boden liegen bleibt.
- Halten Sie die Position ein paar Atemzüge lang und entspannen Sie dann in der Rückenlage mit aufgestellten Füßen.

Die gedrehte Seitliege

Die gedrehte Seitliege bringt die Rückenmuskulatur, besonders den oberen Rücken und die Schulterblätter in eine sanfte Dehnung.

Ausführung:
- Kommen Sie in den Vierfüßlerstand. Schieben Sie nun Ihre rechte Hand unter dem linken Unterarm hindurch und bringen Sie Ihr rechtes Schulterblatt und Ihr rechtes Ohr zum Boden.
- Verweilen Sie in der Position für ein paar Atemzüge und wechseln Sie dann die Seite.

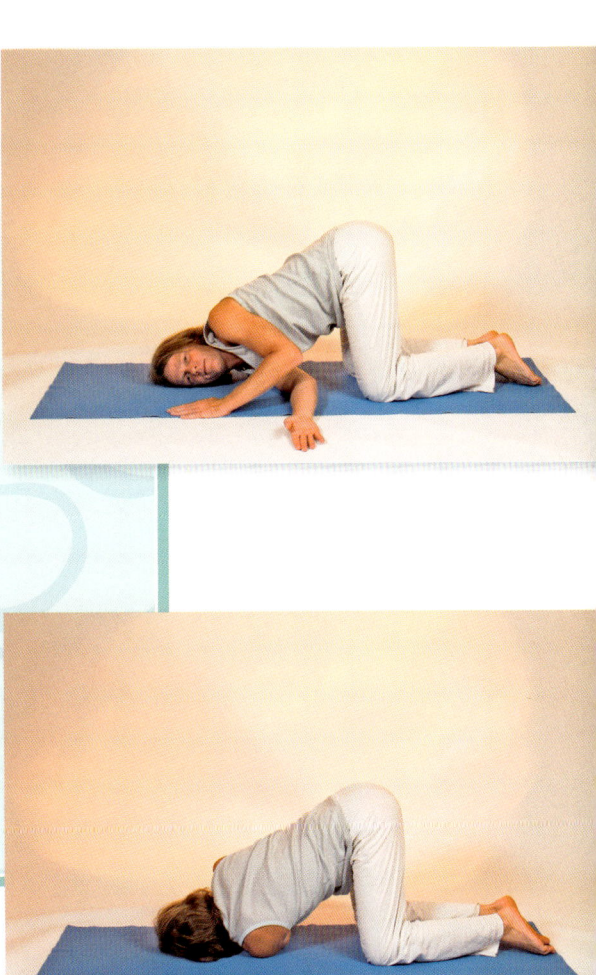

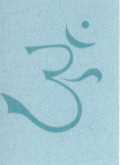

Die kräftigende Haltung – Utkatasana

Utkatasana kräftigt die Oberschenkelvorderseite sowie den ganzen Rücken-strecker und unterstützt somit die Hebe- und Stützfunktion der Wirbelsäu-le. Besonders beim Tragen und Heben von schweren Lasten kann eine gut ausgebildete Oberschenkelmuskulatur Rückenbeschwerden vorbeugen.

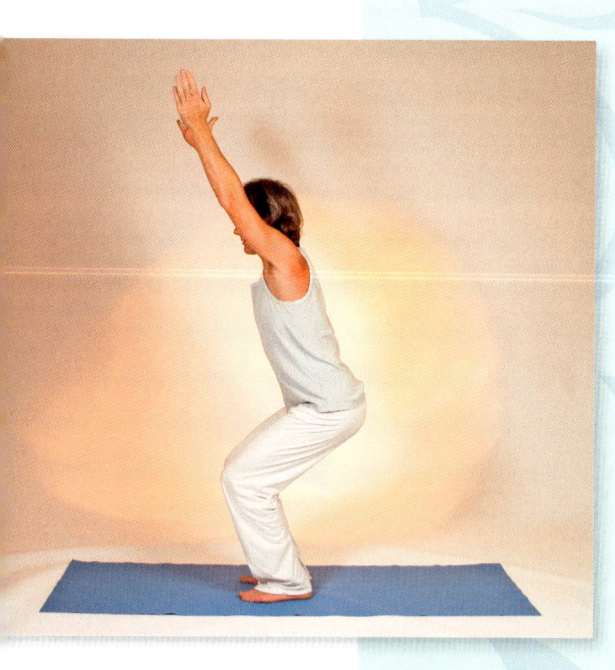

Ausführung:
- Beugen Sie aus der Stehposition Ihre Knie und achten Sie darauf, dass die Kniescheiben nicht über die Zehenspit-zen herausragen.
- Richten Sie den Oberkörper gerade vom Becken auf (Tendenz Hohlkreuz) und strecken Sie Ihre Arme nach oben.
- Halten Sie diese Po-sition 30–60 Sekun-den lang und ent-spannen Sie danach in der Bergposition.

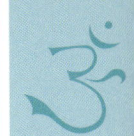
Die Katze – Majariasana

Ausführung:
siehe Beschreibung
im Anfängerprogramm (S. 68)

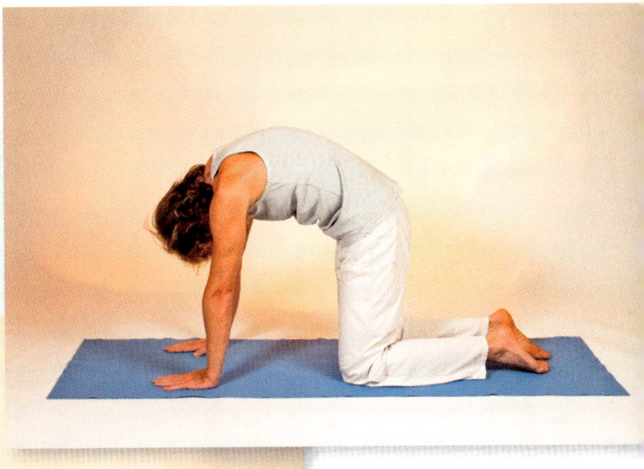

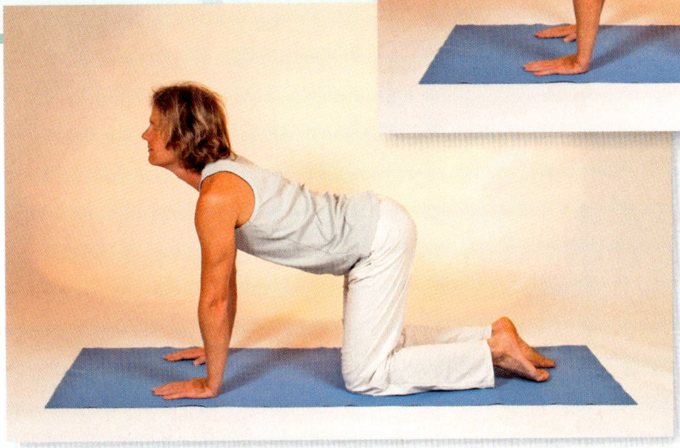

Die Sphinx – Sphinxasana

Ausführung:
siehe Beschreibung
im Anfängerprogramm (S. 82)

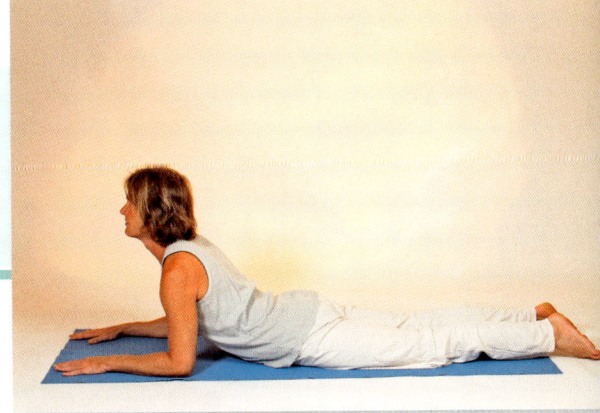

Die Schulterstandbrücke-Setu-Bandha

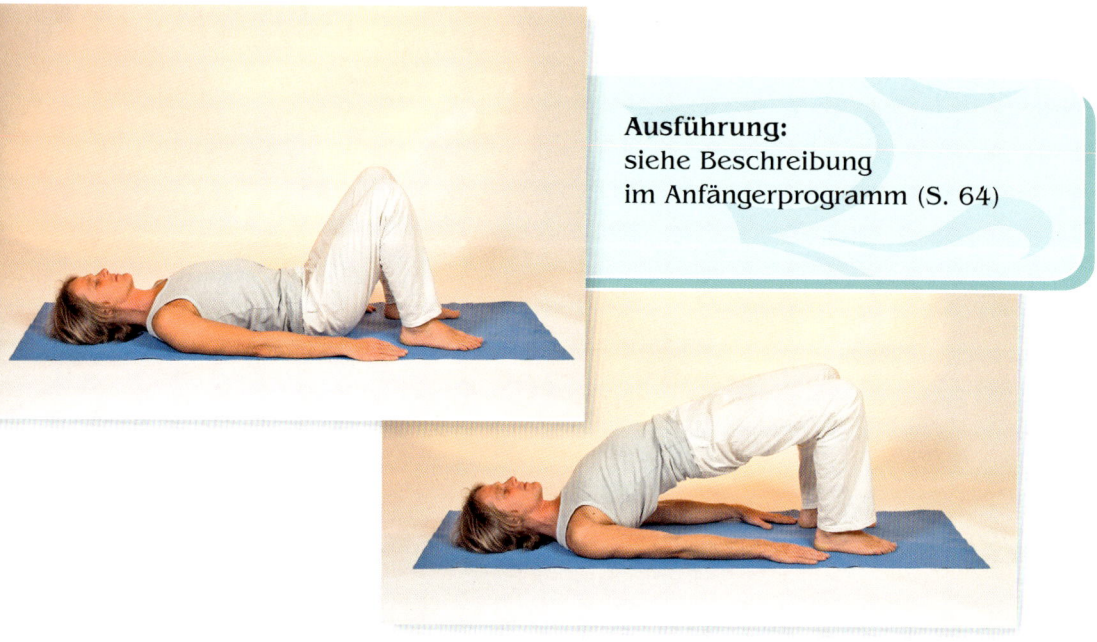

Ausführung:
siehe Beschreibung
im Anfängerprogramm (S. 64)

Die Entspannungslage – Savasana

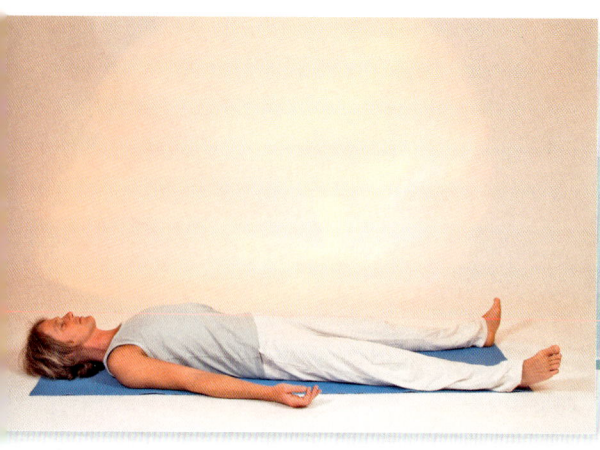

Ausführung:
siehe Beschreibung
im Anfängerprogramm (S. 61)

Das Boot – Narvasana

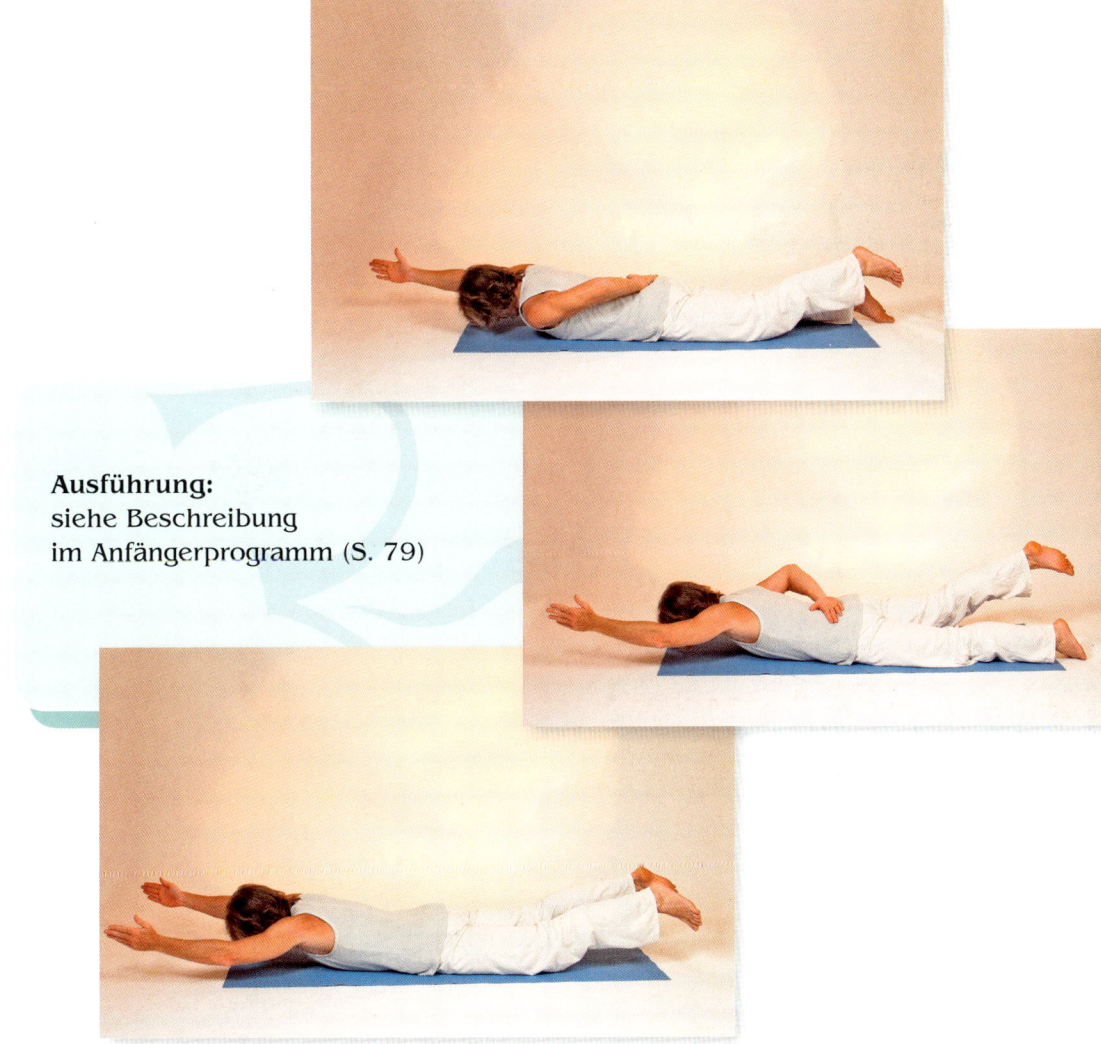

Ausführung:
siehe Beschreibung
im Anfängerprogramm (S. 79)

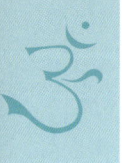

Das Krokodil

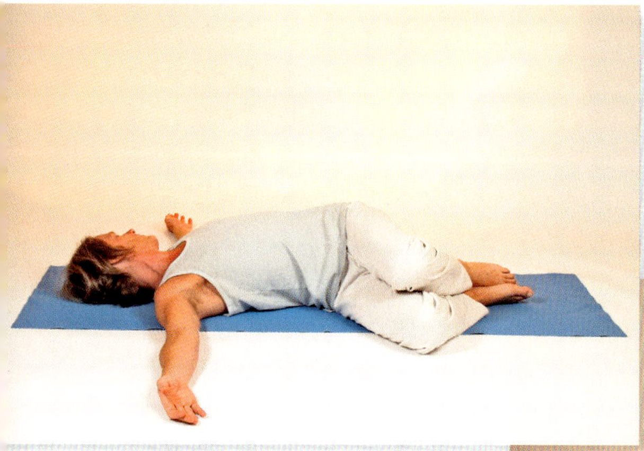

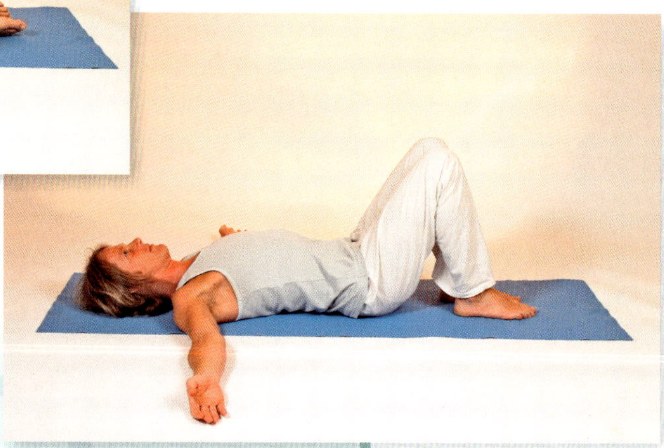

Ausführung:
siehe Beschreibung
im Anfängerprogramm (S. 62)

Das Yoga Balance- „Rückenprogramm" im Überblick

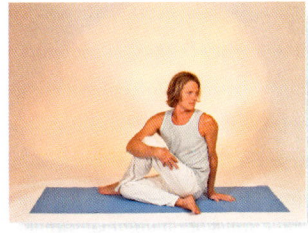
Drehsitz

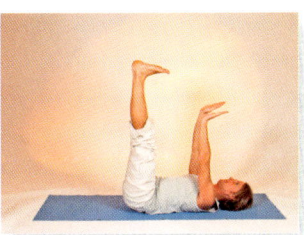
Bär

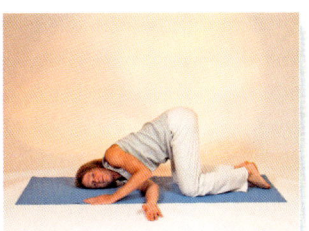
gedrehte Seitliege

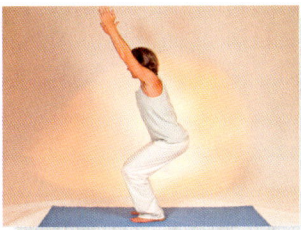
krätigende Haltung

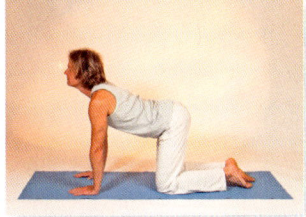
Katze

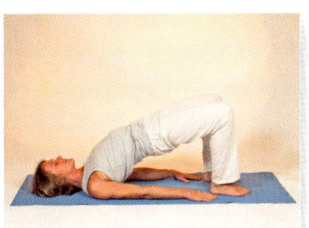
Schulterstandbrücke

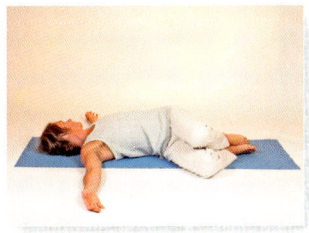
Krokodil

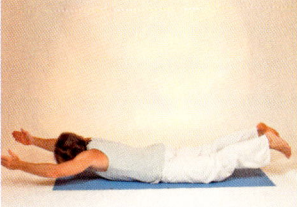
Boot

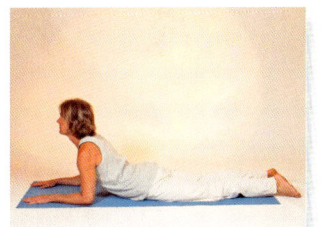
Sphinx

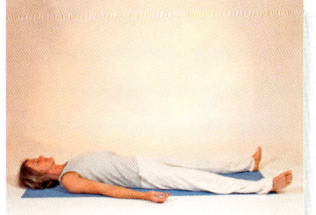
Entspannungslage

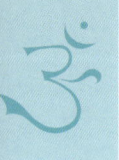

Yoga und Ernährung

*„Reinheit der Nahrung führt zur Reinheit
der Gedanken" (Swami Sivananda)*

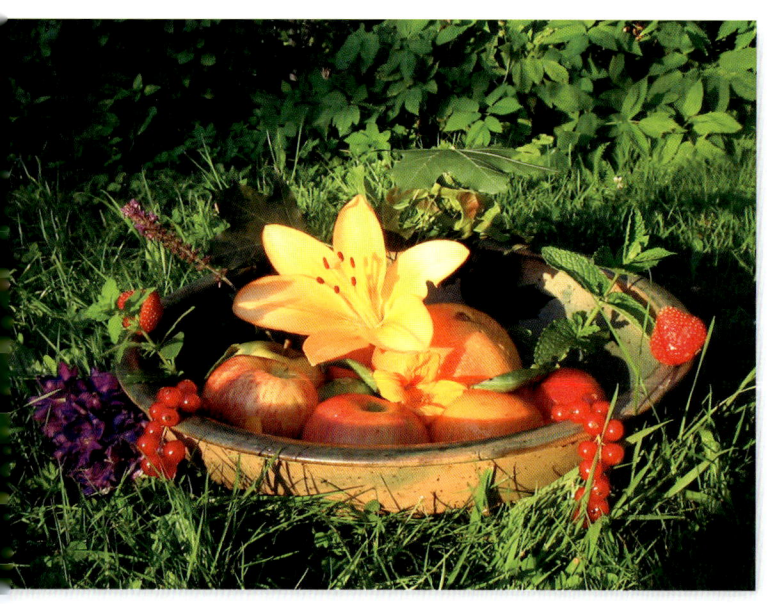

Prana, die Lebenskraft, ist in allem, was uns umgibt, und natürlich auch in dem, was wir an Nahrung zu uns führen. Deswegen ist es nach yogischem Verständnis sehr wichtig, auf eine bewusste und gesunde Ernährung zu achten. In der Yogaphilosophie werden der Welt und ihrer Erscheinungen drei unterschiedliche Eigenschaften bzw. Qualitäten zugeordnet. Diese Eigenschaften werden „Gunas" genannt und heißen wie folgt:

🌸 **Sattva** – rein, bewusst, ruhend, hell, harmonisch, ausgeglichen

🌸 **Rajas** – bewegt , wechselhaft, feurig, leidenschaftlich, unruhig

🌸 **Tamas** – träge, dunkel, unbewusst, unrein, faulig

Diese Gunas sind in unterschiedlichen Anteilen in jedem Menschen vorhanden und können durch die Art der Lebensführung positiv verändert werden. Alle Yogatechniken streben eine Erhöhung der sattvigen Anteile an, da ein Überwiegen von Sattva zu freudvollen Erfahrungen, zu mehr Spiritualität und Harmonie im Leben führt. So finden sich in allen Dingen, mit denen wir zu tun haben, diese drei Qualitäten wieder: in der Musik, in unserem Bekanntenkreis, in unseren Gesprächen, in unseren Aktivitäten, in unserer örtlichen Umgebung und natürlich auch in unserer Nahrung. Die Nahrungsmittel können den Qualitäten der einzelnen Gunas zugeordnet werden.

Sattvige Nahrungsmittel kräftigen den Körper und halten ihn gesund und beweglich. Sie wirken positiv auf die geistigen Eigenschaften, vermeiden Gier und schaffen klare Gedanken. Sattvige Nahrung ist von Natur aus leicht verdaulich, vollwertig und schmackhaft (z. B. Vollkornprodukte, Obst, Gemüse, Hülsenfrüchte, Milchprodukte und frische Säfte aller Art). Achten Sie auch auf eine sattvige Art, die Nahrung zu sich zu nehmen. Lassen Sie sich Zeit und zerkauen Sie die Nahrung gut. Essen Sie mäßig, füllen Sie Ihren Magen nur zu zwei Drittel und genießen Sie in Dankbarkeit das Essen.

Rajasige Nahrungsmittel (z. B. Süßigkeiten, Kaffee, Schwarzer Tee, Eier, Fisch, Gewürze, scharfe Kräuter, sehr heiße oder sehr kalte Speisen) können das geistig-körperliche Gleichgewicht stören, da rajasige Nahrung den Körper aufheizt und Leidenschaften hervorruft. Der Geist und damit auch die Gedanken werden unruhiger und lassen sich nicht mehr so gut kontrollieren .

Tamasige Nahrungsmittel (z. B. Fleisch, Alkohol, Drogen, Pilze, Medikamente, Völlerei, Tabak) schädigen Körper und Geist. Die Abwehrkräfte des Körpers werden empfindlich gestört und Krankheiten können sich leicht ausbreiten. Auf der geistigen Ebene können der Geist und die Gedanken zu destruktiven Empfindungen wie Gier, Neid und Ärger tendieren. Auf der seelischen Ebene können Depressionen auftreten.

Die Yoga-Ernährungslehre empfiehlt ein Vermeiden tamasiger Nahrungs- und Genussmittel. Rajasige Speisen sollten reduziert werden und sattvige Nahrung mehr und mehr den Hauptanteil der Mahlzeiten ausmachen. Mit zunehmender Yoga-Praxis werden Sie ohnehin sensibilisiert sein und von alleine spüren, was für Ihren Körper und Ihren Geist die beste „Nahrung" ist.

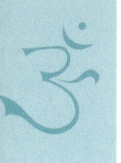

Wissenschaftliche Bewertung
des Yoga Balance-Programms

Stell' Dir irgendeine Negativität, die auf Dich
zukommt, als einen Regentropfen vor, der
in einen Ozean voller Glückseeligkeit fällt.
(Maharishi Mahesh Yogi)

Das Yoga-Balance-Anfängerprogramm wurde von uns am Institut für Sportwissenschaft der Universität Bayreuth auf seine Wirksamkeit hin überprüft. Insgesamt nahmen 30 Frauen und 4 Männer im Durchschnittsalter von 39,9 Jahren (Spanne 25–58 Jahre) an der Untersuchung teil. Bereits nach zehn Trainingswochen bei einer 90-minütigen Trainingseinheit wöchentlich konnten überaus positive Effekte sowohl auf die allgemeine körperliche Fitness (Kraft, Ausdauer, Beweglichkeit) als auch auf die Gesundheit und das psychische Wohlbefinden festgestellt werden

1. Die **Kraftausdauer** nahm in Abhängigkeit von der Muskelgruppe zwischen 18,9% und 50,4% zu (siehe Tabelle).

Verbesserung der Kraftausdauer unterschiedlicher Muskelgruppen bei Frauen nach einem zehnwöchigen Yoga Balance-Training.

Muskelgruppen	Anzahl der Testpersonen	Kraftsteigerungen in Prozent	Signifikanz P
Beinvorderseite	27	37,2%	< 0,001
Beinrückseite	30	34,4%	< 0,001
Bauch	28	25,2%	< 0,001
oberer Rücken	32	18,9%	< 0,001
unterer Rücken	31	50,4%	< 0,001

2. Nach der Trainingsphase konnte zudem eine deutliche Verbesserung der **Beweglichkeit** festgestellt werden. So nahm die Dehnfähigkeit der Oberschenkelrückseite um 21,2 % zu (p < 0,001).

3. Die Häufigkeit sowie die Intensität von **orthopädischen Beschwerden** bei verschiedenen Körperregionen (wie z. B. oberer und unterer Rücken, Hals / Nacken oder Muskelverspannungen) nahmen zum Teil deutlich ab.

4. Gleiches gilt für **internistische Probleme** wie Herzrhythmusstörungen, Herzschmerzen, Kopfschmerzen / Migräne oder Magenschmerzen. Auch allgemeine Angstzustände reduzierten sich deutlich.

5. Der **allgemeine körperliche Fitnesszustand** sowie verschiedene Gesundheitsfaktoren wie Vitalität, Beschwerdezustand oder Entspannungsfähigkeit wurden von den Teilnehmern / innen nach einem Yoga Balance-Programm subjektiv besser eingestuft als vorher.

Beitrag eines zehnwöchigen Yoga Balance-Kurses zur subjektiven Bewertung verschiedener Gesundheits- und Fitnessfaktoren (n = Anzahl der Testpersonen).

Yoga-Balance und verschiedene Gesundheitsfaktoren (subjektive Bewertung)											
	gar nicht		gering		mittel		stark		sehr stark		positiv	
	n	in %	n	in %	n	in %	n	in %	n	in %	n	in %
Ausdauer	7	22	11	34	13	38	0	0	2	6	26	79
Beweglichkeit	0	0	4	12	15	45	13	39	1	3	33	100
Muskelkraft	2	6	11	33	15	45	5	15	0	0	31	94
Vitalität	3	9	6	18	16	48	7	21	1	3	30	91
Stimmung	3	9	6	18	12	36	10	30	2	6	30	91
Entspannungs-fähigkeit	1	3	1	3	9	27	16	48	6	18	32	97
Beschwerde-zustand	6	18	4	12	16	48	6	18	1	3	27	82
Konzentrations-fähigkeit	3	9	12	36	13	39	4	12	1	3	30	91

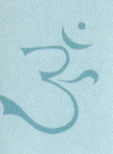

6. Auch die **Stimmung** direkt nach einem Yoga Balance-Training war deut-
lich positiver als vor dem Training. So nahmen die Faktoren Erregtheit,
Ärger, Deprimiertheit und Energielosigkeit ab, wohingegen Aspekte wie
Ruhe, Aktiviertheit und gehobene Stimmung deutlich zunahmen.

Verbesserung der Stimmung im Anschluss an eine 90-minütige Yoga-Balance-
Übungssequenz.

Veränderung der Stimmung nach einer Yoga Balance-Stunde					
Stimmungs-bereiche	**Mittelwert**		**Differenz**		**Signifikanz**
	vorher M ± SD	**nachher M ± SD**	**absolut**	**in %**	**p**
Aktiviertheit	2,12 ± 0,74	2,48 ± 0,67	-0,35	-16,7%	< 0,05
Gehobene Stimmung	2,21 ± 0,76	3,13 ± 1,40	-0,91	-41,3%	< 0,001
Ruhe	1,34 ± 0,58	1,91 ± 0,70	-0,57	-42,8%	< 0,001
Besinnlichkeit	2,09 ± 0,76	3,03 ± 0,52	-0,94	-44,9%	< 0,001
Erregtheit	0,76 ± 1,01	0,21 ± 0,35	0,55	72,6%	< 0,001
Ärger	1,18 ± 0,94	0,43 ± 0,49	0,74	63,0%	< 0,001
Deprimiertheit	0,78 ± 0,93	0,36 ± 0,62	0,41	52,9%	< 0,001
Energielosigkeit	1,45 ± 1,64	0,67 ± 0,68	0,78	54,0%	< 0,05

Die Ergebnisse der Studie zeigen eindrucksvoll, dass sich die vorgestellten Yoga-Programme sehr positiv sowohl auf die Beschwerdereduktion als
auch auf die körperliche Leistungsfähigkeit sowie die Befindlichkeit aus-
wirken.

Ihr persönlicher Yoga-Fitness-Check

Energie folgt dem Gedanken.
Mit dem ich mich verbinde, das verbindet
sich mit mir. (Ilse Eickhoff)

Wenn Sie regelmäßig Ihr Yoga-Balance Programm durchführen, werden Sie schnell viele positive Auswirkungen sowohl auf Ihre körperliche Fitness als auch Ihre Gesundheit und Ihr psychisches Wohlbefinden feststellen können. Führen Sie vor Trainingsbeginn die folgenden einfachen Tests durch und beantworten Sie den Fragebogen. Dann können Sie Ihre eigenen Veränderungen durch das Yoga-Programm dokumentieren und sehen wie erfolgreich das Yoga-Programm bei Ihnen wirkt.

1. Körpergewicht

Beim Körpergewicht können wir das Ideal-, Normal- und Wohlfühlgewicht unterscheiden.
Bei der Berechnung des Idealgewichts wird die Körpergröße zu Grunde gelegt.

Idealgewicht nach dem modifizierten BROCA-Index:

Männer: Körpergröße (cm) – 100 – 10 % = Idealgewicht
Frauen: Körpergröße (cm) – 100 – 15 % = Idealgewicht

Beispiel: Frau, Körpergröße: 165 cm, Körpergewicht: 58 kg
Rechnung: 165 cm – 100 = 65 – 15 % (9,75) = 55,25 kg

Bewertung: Das derzeitige Körpergewicht liegt in diesem Fall um 2,75 kg über dem empfohlenen Idealgewicht.

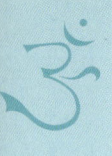

Das **Idealgewicht** stellt eine sehr strenge Vorgabe dar, die nicht für alle Menschen „ideal" ist, z. B. bei kräftigem Körperbau oder bei trainierten Muskeln. Dennoch spiegelt die Idealgewichtsvorgabe Forschungsergebnisse wider, die eine positive Beziehung zwischen einem vergleichsweise niedrigen Körpergewicht und zahlreichen gesundheitsfördernden Effekten (hohe Lebenserwartung, Abnahme bestimmter Krankheitsrisiken) belegen. Aufgrund des höheren Fettanteils am Körpergewicht bei den Frauen und des kräftigeren Körperbaus der Männer liegt das Idealgewicht bei Frauen 15 %, bei Männern 10 % unter dem Normalgewicht.

Das **Normalgewicht** errechnet sich durch die Körpergröße in Zentimetern minus 100. Wenn Ihr Körpergewicht zwischen Ideal- und Normalgewicht angesiedelt ist und Sie – und das ist entscheidend – sich dabei wohl fühlen **(Wohlfühlgewicht)**, dann ist das völlig in Ordnung. Haben Sie den Wunsch, Ihr Körpergewicht zu reduzieren, so ist ein regelmäßiges Training und eine qualitative und/oder quantitative Ernährungsumstellung sinnvoll. Das Yoga-Programm kann Sie hierbei begleiten. Vermeiden Sie aber in jedem Fall drastische Diäten oder massives Abhungern und beachten Sie unsere Hinweise im Kapitel „Yoga und Ernährung" (siehe S. 196).

2. Body-Mass-Index (BMI)

Der häufig verwandte Body-Mass-Index (BMI) nutzt die Parameter Körpergröße und Körpergewicht, um eine Empfehlung auszusprechen, wobei das Geschlecht, das Alter und der Trainingszustand nicht berücksichtigt werden. Dennoch ist er aussagekräftiger als der BROCA-Index. Bei gut trainierten Personen mit großer Muskelmasse ist die Ermittlung des BMI jedoch nicht sinnvoll, da in diesem Fall die Werte immer zu hoch sind.

Rechnerische Ermittlung des BMI:

$$\frac{K\ddot{o}rpergewicht\ (kg)}{K\ddot{o}rpergr\ddot{o}\beta e\ (m)^2} = Body\text{-}Ma\beta\text{-}Index$$

Beispiel: Frau, Körpergewicht: 58 kg, Körpergröße: 1,65 m

$$\frac{\text{Körpergewicht } 58 \text{ kg}}{\text{Körpergröße } 1,65 \text{ m}^2 = 1,65 \text{ x } 1,65} = \frac{58}{2,7} = 21,3$$

Bewertung: Der derzeitige BMI liegt mit 21,3 im normalen Bereich.

Normwerte:

Unter 18: Sie sind untergewichtig; empfehlenswert ist eine Gewichtszunahme, mit der das Wohlbefinden und die Leistungsfähigkeit verbessert werden.

18-27: Sie sind normalgewichtig.

28-30: Sie sind leicht übergewichtig. Wenn Sie sich dabei wohl fühlen, brauchen Sie sich keine Gedanken zu machen. Liegen eine Krankheit oder Risikofaktoren vor, z.B. Diabetes, Bluthochdruck, Gicht, Fettstoffwechselstörung, Kniebeschwerden oder Rückenschmerzen, kann es sinnvoll sein, das Körpergewicht etwas zu reduzieren.

Über 30: Wenn der BMI über 30 liegt, ist eine Gewichtsabnahme durch konsequente körperliche Aktivität und eine quantitative und qualitative Ernährungsumstellung dringend angeraten.

3. Test zur Überprüfung der Entwicklung der Bauchmuskelkraft

Ausgangsstellung

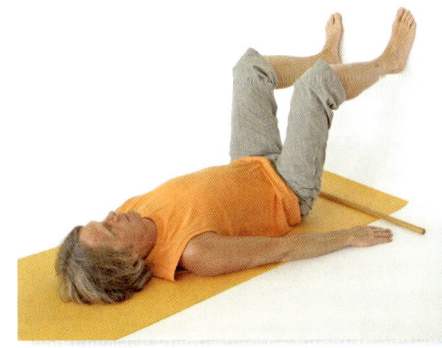

- Legen Sie sich in Rückenlage (auf eine Matte) auf dem Boden und stellen Sie die Füße mit der ganzen Sohle schulterbreit an die Wand, so dass sowohl im Hüft- als auch im Kniegelenk ein rechter Winkel (90°) besteht. Die Arme sind gestreckt seitlich vom Körper abgelegt.

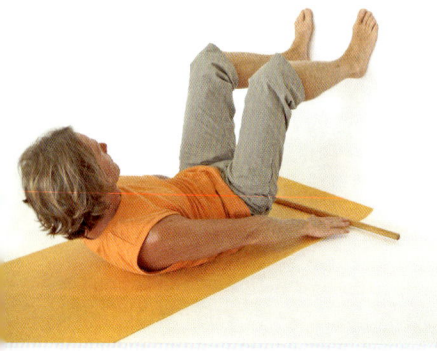

- Ermitteln Sie jetzt die maximale Aufbäumweite, indem Sie den Kopf und die Schultern vom Boden abheben und einen Stab, Besenstiel o. ä. mit den Fingerspitzen so weit wie möglich zur Wand hinschieben, die Lendenwirbelsäule (unterer Rücken) bleibt dabei am Boden. Verschieben Sie danach den Stab wieder zwei Zentimeter Richtung Gesäß und legen Sie ihn dort ab.
- Legen Sie sich zurück und entspannen Sie sich.

- Zum eigentlichen Testvorgang heben Sie Kopf und Schultern nochmals vom Boden ab, bis die Fingerspitzen den Stab berühren. Jetzt schauen Sie auf den Sekundenzeiger der Uhr oder ein Partner stoppt die Zeit. Sobald die Fingerspitzen den Kontakt zum Stab verlieren, wird die Stoppuhr angehalten. Die gehaltene Zeit gibt die aktuelle Leistungsfähigkeit wieder.
- Um beim zweiten oder dritten Test dieselben Ausgangsbedingungen zu gewährleisten, müssen Sie den Abstand des Stabes zur Wand beim Eingangstest notieren (siehe Testkarte S. 209).

Abbruchkriterien
Der Test wird abgebrochen, wenn die Fingerspitzen einer Hand oder beider Hände den Kontakt mit dem Stab nicht mehr aufrechterhalten können.

Ziel
Ziel ist die maximal erreichbare Zeit in der Halteposition (Kraftausdauer).

4. Überprüfung der Dehnfähigkeit der Oberschenkelrückseite
- Setzen Sie sich mit geschlossenen Beinen und gestreckten Kniegelenken an eine Wand auf den Boden. Hüfte, Rücken und Kopf berühren die Wand. Die Füße werden gegen einen ca. 30 cm hohen Kasten/Karton gestellt, auf dem ein langes Lineal/Zollstock liegt.
- Strecken Sie nun Ihre Arme nach vorne und legen Sie beide Hände übereinander, wobei Hüfte, Rücken und Kopf an der Wand bleiben müs-

sen; nur die Schultern dürfen nach vorne geschoben werden. Nun wird der bewegliche
Zollstock auf dem Kasten so weit in Richtung
Ihrer Hände geschoben, dass die Skala mit
dem Nullpunkt Ihre Fingerspitzen berührt. In
dieser Position wird der Zollstock festgehal-
ten bzw. festgeklebt.

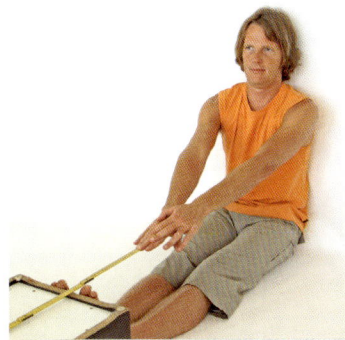

- Aus dieser Grundposi-
tion, also
dem individuellen Nullpunkt, beugen
Sie den Oberkörper mit gestreckten Armen und Fingern langsam soweit wie möglich nach vorne. Die
Kniegelenke bleiben gestreckt. Der
Wert der tiefsten Position, die Sie
3 Sekunden halten können, wird
auf dem Zollstock als Ergebnis ab-
gelesen und in der Testkarte notiert.

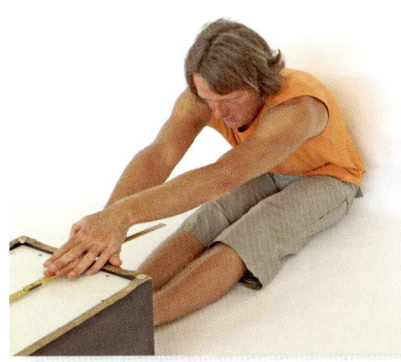

- Führen Sie zum Aufwärmen 2 Test-Vorversuche durch. Messen Sie erst
den 3. Versuch.

Tests mit Normwerten
Bei den folgenden Tests gibt es bestimmte Normvorgaben. Sie können
hier sofort feststellen, ob Sie eine vorgegebene Mindestleistung (Norm-
wert) erfüllen oder nicht.

5. Bauchmuskeltest
- Legen Sie sich flach auf den Rücken. Heben Sie
die gestreckten Beine aus der Rückenlage nach
oben an, bis der Winkel in der Endstellung im
Hüftgelenk 90° beträgt und die Fußsohlen nach
oben zeigen. Halten Sie die Beine in dieser Position. Der untere Rücken (Lendenwirbelsäule)
liegt in dieser Position flach am Boden auf (das
Becken ist aufgerichtet).

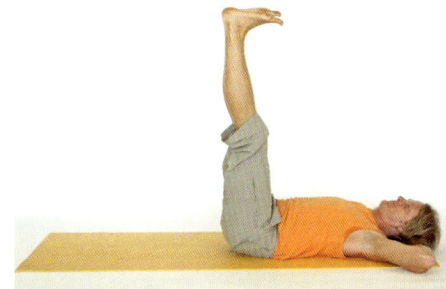

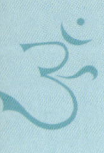

- Senken Sie jetzt die gestreckten Beine langsam in Richtung Boden ab. Dadurch muss die Bauch- und Hüftbeugemuskulatur immer mehr Kraft aufwenden, um die Beine in der jeweiligen Position zu halten. Der Zug auf die Lendenwirbelsäule und die Tendenz ins Hohlkreuz zu gehen (Beckenkippung) nehmen gleichfalls zu.

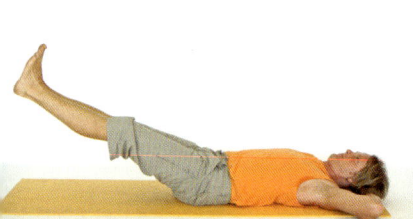

- Eine kräftige Bauchmuskulatur sollte in der Lage sein, der Beckenkippung und einer deutlichen Hohlkreuzbildung so lange kompensatorisch entgegenzuwirken, bis die Fersen fast den Boden berühren.

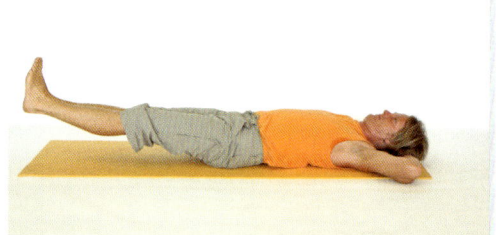

So bewerten Sie das Testergebnis

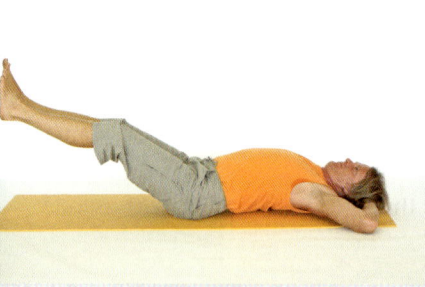

- Ist die Bauchmuskulatur weniger kräftig, so lässt sich das während des Tests sehr leicht daran erkennen, dass sich der untere Rücken vom Boden abhebt und Sie wieder ins Hohlkreuz gehen.
- Je frühzeitiger sich der untere Rücken vom Boden abhebt, desto geringer ist die Bauchmuskelkraft. Die Bauchmuskulatur verfügt über sehr gute Kraftfähigkeiten, wenn der untere Rücken während der gesamten Bewegungsphase bis zum Ablegen der Fersen vollen Kontakt zum Boden hat.

6. Ganzkörper-/Stabilisationskraft

Führen Sie zuerst einen Liegestütz bäuchlings und anschließend einen Liegestütz seitlings zu einer beliebigen Seite durch. Damit der Körper eine gerade Linie bildet, müssen Sie vor allem die Bauch- und Gesäßmuskulatur anspannen. Beim Liegestütz bäuchlings sind die Kontaktpunkte am Boden

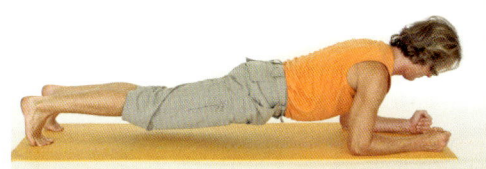

die beiden Hände und die Fuß-spitzen, beim Liegestütz seitlich der Unterarm und die Fußaußen-kante. Sollten Sie Knieprobleme haben, so verzichten Sie auf den seitlichen Liegestütz.

Als Orientierung für eine ausreichende Stabilisati-onskraft gilt, wenn der Liegestütz bäuchlings und seitlings jeweils ca. 20 Sekunden in der Ausgangs-position gehalten werden kann, ohne dass das Be-cken ausweicht (absinkt).

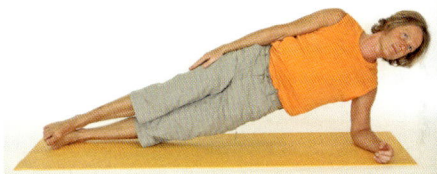

7. Rückenstreckerkraft

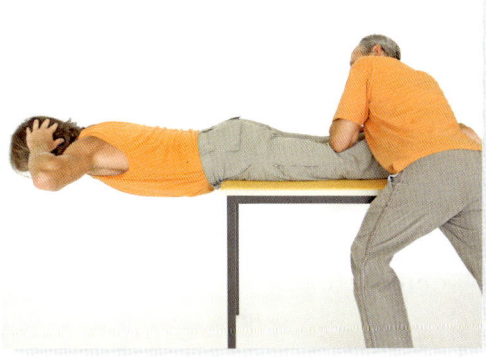

Legen Sie sich auf einen Tisch, so dass die Hüfte (Becken) mit der Tischkante abschließt (Bauchlagenüberhang). Sie be-nötigen hierzu einen Partner, der Sie in dieser Position fixiert. Sie sollten nun in der Lage sein, den Oberkörper ca. 60 Sekunden in der Waagerechten zu halten. Sollte sich Ihre Rückenmusku-latur verkrampfen, beenden Sie bitte vorzeitig die Übung.

8. Kraft der Rückenmuskulatur und des Schulterbereichs

Stellen Sie sich mit dem Rücken an die Wand. Die Fersen sind ca. 1 ½ Fuß-längen von der Wand entfernt, der Kopf hat keinen Kontakt zur Wand. Heben Sie nun die Ellbogen seitlich in Schulterhöhe, so dass der Winkel

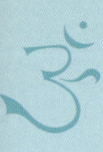

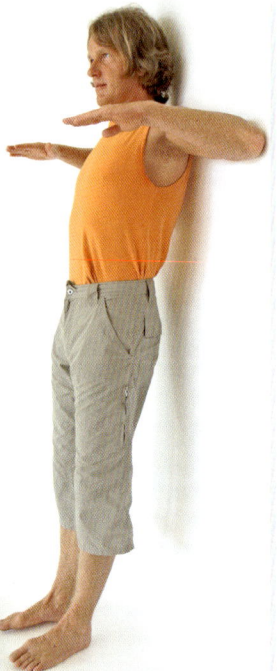

zwischen Oberarm und Rumpf 90° beträgt. Drücken Sie nun Ihre Ellbogen fest gegen die Wand, so dass der gesamte Oberkörper einschließlich Gesäß von der Wand weggedrückt wird – diese Position sollten Sie 10 Sekunden halten können.

9. Beweglichkeit des Schultergelenks
Stellen Sie Sich mit dem Rücken an die Wand. Die Fersen sind ca. 1 ½ Fußlängen von der Wand entfernt. Bringen Sie nun die Hände mit nahezu gestreckten Armen über den Kopf an die Wand. Der gesamte Rücken und das Gesäß bleiben dabei an der Wand.

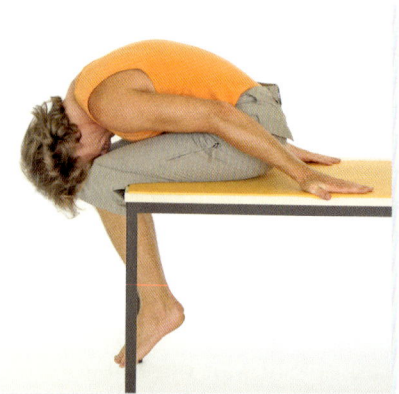

10. Beweglichkeit der Wirbelsäule
Setzen Sie sich auf einen Tisch, so dass sich die Kniekehlen auf Höhe der Tischkante befinden. Die Unterschenkel hängen frei nach unten. Versuchen Sie nun, durch Runden der Wirbelsäule ohne Zug der Arme die Stirn auf die Knie zu führen. Mit Hilfe eines Lineals kann der Abstand Stirn-Knie bestimmt werden. Als normale Beweglichkeit gilt die Berührung der Knie mit der Stirn.

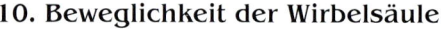
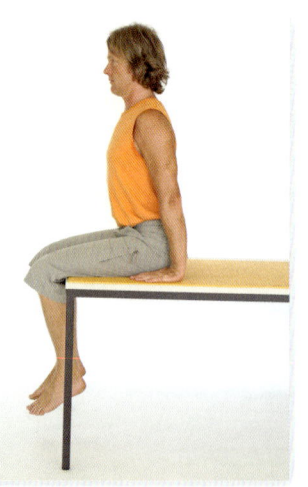

PERSÖNLICHE TESTKARTE

	Datum	Datum	Datum	Datum
1. Körpergewicht (kg)				
2. BMI (Body-Mass-Index)				
Kraft				
3. Bauchmuskelkraft (Sek.)				
Abstand Stab-Wand in cm				
Beweglichkeit				
4. Oberschenkelrückseite (in cm)				
Tests mit Normwerten				
Kraft				
	ja/nein	ja/nein	ja/nein	ja/nein
5. Bauchmuskel				
6. Ganzkörperspannung				
- Liegestütz bäuchlings				
- Liegestütz seitlings				
7. Rückenstrecker				
8. Oberer Rücken und Schultern				
Beweglichkeit				
9. Schulter				
10. Wirbelsäule				
(Abstand Stirn-Knie)				

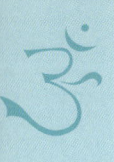

Fragebogen – vor Trainingsbeginn

Der folgende Fragebogen dient dazu, Ihre aktuellen körperlichen Beschwerden oder Missempfindungen zu dokumentieren. Füllen Sie den Fragebogen vor Trainingsbeginn und nach 12 Wochen Training nochmals aus. Bei regelmäßigem Yoga-Balance-Training werden Sie feststellen, dass sich die Intensität und Häufigkeit verschiedener Beschwerden verringern werden.

Bei allen Fragen sind Mehrfachnennungen möglich!

1. Beschwerdebogen – vor dem Traning

Wie häufig leiden Sie unter Beschwerden/Schmerzen des Bewegungsapparates?

Wie häufig leiden Sie unter Beschwerden/Schmerzen des Bewegungsapparates?	0 nie	1 selten	2 öfter	3 häufig	4 ständig
Unterer Rücken	O	O	O	O	O
Oberer Rücken	O	O	O	O	O
Hals/Nacken	O	O	O	O	O
Schulter rechts	O	O	O	O	O
Schulter links	O	O	O	O	O
Hüfte rechts	O	O	O	O	O
Hüfte links	O	O	O	O	O
Knie rechts	O	O	O	O	O
Knie links	O	O	O	O	O
Muskelverspannungen	O	O	O	O	O

Wie stark treten diese Beschwerden auf?

Wie stark treten diese Beschwerden auf?	0	1	2	3	4
	keine	gering	mittel	stark	sehr stark
Unterer Rücken	O	O	O	O	O
Oberer Rücken	O	O	O	O	O
Hals / Nacken	O	O	O	O	O
Schulter rechts	O	O	O	O	O
Schulter links	O	O	O	O	O
Hüfte rechts	O	O	O	O	O
Hüfte links	O	O	O	O	O
Knie rechts	O	O	O	O	O
Knie links	O	O	O	O	O
Muskelverspannungen	O	O	O	O	O

Wie oft leiden Sie unter folgenden internistischen Problemen?

Wie oft leiden Sie unter folgenden internistischen Problemen?	0	1	2	3	4
	nie	selten	öfter	häufig	ständig
Herzrhythmusstörungen	O	O	O	O	O
Herzrasen	O	O	O	O	O
Herzschmerzen	O	O	O	O	O
Chronische Bronchitis	O	O	O	O	O

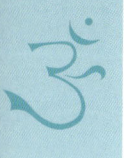

Wie oft leiden Sie unter folgenden internistischen Problemen?	0 nie	1 selten	2 öfter	3 häufig	4 ständig
Rheumatische Erkrankung	O	O	O	O	O
Bluthochdruck	O	O	O	O	O
Angina pectoris-Symptomatik	O	O	O	O	O
Asthma / Asthmaanfälle	O	O	O	O	O
Allergien	O	O	O	O	O
Kopfschmerzen / Migräne	O	O	O	O	O
Magenschmerzen	O	O	O	O	O
Angstzustände	O	O	O	O	O
Menstruationsbeschwerden	O	O	O	O	O
Kreislaufschwäche	O	O	O	O	O

Wie stark treten diese Beschwerden auf?

Wie stark treten diese Beschwerden auf?	0 keine	1 gering	2 mittel	3 stark	4 sehr stark
Herzrhythmus-störungen	O	O	O	O	O
Herzrasen	O	O	O	O	O
Herzschmerzen	O	O	O	O	O
Chronische Bronchitis	O	O	O	O	O

Wie stark treten diese Beschwerden auf?	0	1	2	3	4
	keine	gering	mittel	stark	sehr stark
Rheumatische Erkrankung	O	O	O	O	O
Bluthochdruck	O	O	O	O	O
Angina pectoris-Symptomatik	O	O	O	O	O
Asthma/ Asthmaanfälle	O	O	O	O	O
Allergien	O	O	O	O	O
Kopfschmerzen/ Migräne	O	O	O	O	O
Magen-schmerzen	O	O	O	O	O
Angstzustände	O	O	O	O	O
Menstruations-beschwerden	O	O	O	O	O
Kreislauf-schwäche	O	O	O	O	O

Leiden Sie unter Schlafstörungen?

sehr oft	häufig	manchmal	selten	nie
O	O	O	O	O

Leiden Sie unter Konzentrationsstörungen?

sehr oft	häufig	manchmal	selten	nie
O	O	O	O	O

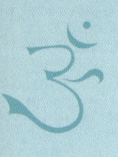

2. Zufriedenheit mit der Gesundheit – vor dem Training

Der Alltag lässt oft wenig Zeit, über sich, das Leben und die Gesundheit nachzudenken. Bei den nachfolgenden Feststellungen geht es um Ihre Zufriedenheit in Bezug auf Ihre Gesundheit. Kreuzen Sie bitte jeweils die Zahl an, die am ehesten Ihrer Zufriedenheit in Bezug auf die betreffende Feststellung entspricht.

Zufriedenheit mit der Gesundheit – vor dem Training	sehr zu-frieden	zufrieden	weder noch	un-zufrieden	sehr un-zufrieden
	4	3	2	1	0
Mit meinem körperlichen Gesundheits-zustand bin ich…	O	O	O	O	O
Mit meiner seelischen Ver-fassung bin ich…	O	O	O	O	O
Mit meiner körperlichen Leistungsfähigkeit bin ich…	O	O	O	O	O
Mit meiner geistigen Leistungsfähigkeit bin ich…	O	O	O	O	O
Mit meiner Widerstandskraft gegen Krankheiten bin ich…	O	O	O	O	O

Fragebogen – nach dem Training

Beantworten Sie den folgenden Fragebogen erneut, wenn Sie 12 Wochen regelmäßig trainiert haben und vergleichen Sie die Resultate.

Bei allen Fragen sind Mehrfachnennungen möglich!

1. Beschwerdebogen – nach dem Traning

Wie häufig leiden Sie unter Beschwerden / Schmerzen des Bewegungsapparates:

Wie häufig leiden Sie unter Beschwerden/Schmerzen des Bewegungsapparates?	0 nie	1 selten	2 öfter	3 häufig	4 ständig
Unterer Rücken	O	O	O	O	O
Oberer Rücken	O	O	O	O	O
Hals / Nacken	O	O	O	O	O
Schulter rechts	O	O	O	O	O
Schulter links	O	O	O	O	O
Hüfte rechts	O	O	O	O	O
Hüfte links	O	O	O	O	O
Knie rechts	O	O	O	O	O
Knie links	O	O	O	O	O
Muskelverspannungen	O	O	O	O	O

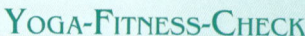
Wie stark treten diese Beschwerden auf?

Wie stark treten diese Beschwerden auf?	0 keine	1 gering	2 mittel	3 stark	4 sehr stark
Unterer Rücken	O	O	O	O	O
Oberer Rücken	O	O	O	O	O
Hals / Nacken	O	O	O	O	O
Schulter rechts	O	O	O	O	O
Schulter links	O	O	O	O	O
Hüfte rechts	O	O	O	O	O
Hüfte links	O	O	O	O	O
Knie rechts	O	O	O	O	O
Knie links	O	O	O	O	O
Muskel-verspannungen	O	O	O	O	O

Wie oft leiden Sie unter folgenden internistischen Problemen?

Wie oft leiden Sie unter folgenden internistischen Problemen?	0 nie	1 selten	2 öfter	3 häufig	4 ständig
Herzrhythmusstörungen	O	O	O	O	O
Herzrasen	O	O	O	O	O
Herzschmerzen	O	O	O	O	O
Chronische Bronchitis	O	O	O	O	O

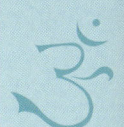

Wie oft leiden Sie unter folgenden internistischen Problemen?	0 nie	1 selten	2 öfter	3 häufig	4 ständig
Rheumatische Erkrankung	O	O	O	O	O
Bluthochdruck	O	O	O	O	O
Angina pectoris-Symptomatik	O	O	O	O	O
Asthma / Asthmaanfälle	O	O	O	O	O
Allergien	O	O	O	O	O
Kopfschmerzen / Migräne	O	O	O	O	O
Magenschmerzen	O	O	O	O	O
Angstzustände	O	O	O	O	O
Menstruationsbeschwerden	O	O	O	O	O
Kreislaufschwäche	O	O	O	O	O

Wie stark treten diese Beschwerden auf?

Wie stark treten diese Beschwerden auf?	0 keine	1 gering	2 mittel	3 stark	4 sehr stark
Herzrhythmus-störungen	O	O	O	O	O
Herzrasen	O	O	O	O	O
Herzschmerzen	O	O	O	O	O
Chronische Bronchitis	O	O	O	O	O

Wie stark treten diese Beschwerden auf?	0	1	2	3	4
	keine	gering	mittel	stark	sehr stark
Rheumatische Erkrankung	O	O	O	O	O
Bluthochdruck	O	O	O	O	O
Angina pectoris-Symptomatik	O	O	O	O	O
Asthma/ Asthmaanfälle	O	O	O	O	O
Allergien	O	O	O	O	O
Kopfschmerzen/ Migräne	O	O	O	O	O
Magen-schmerzen	O	O	O	O	O
Angstzustände	O	O	O	O	O
Menstruations-beschwerden	O	O	O	O	O
Kreislauf-schwäche	O	O	O	O	O

Leiden Sie unter Schlafstörungen?

sehr oft	häufig	manchmal	selten	nie
O	O	O	O	O

Leiden Sie unter Konzentrationsstörungen?

sehr oft	häufig	manchmal	selten	nie
O	O	O	O	O

2. Zufriedenheit mit der Gesundheit – nach dem Training

Der Alltag lässt oft wenig Zeit, über sich, das Leben und die Gesundheit
nachzudenken. Bei den nachfolgenden Feststellungen geht es um ihre Zufriedenheit in Bezug auf Ihre Gesundheit. Kreuzen Sie bitte jeweils die
Zahl an, die am ehesten Ihrer Zufriedenheit in Bezug auf die betreffende
Feststellung entspricht.

Zufriedenheit mit der Gesundheit – vor dem Training	sehr zu-frieden	zufrieden	weder noch	un-zufrieden	sehr un-zufrieden
	4	3	2	1	0
Mit meinem körperlichen Gesundheits-zustand bin ich…	O	O	O	O	O
Mit meiner seelischen Ver-fassung bin ich…	O	O	O	O	O
Mit meiner körperlichen Leistungsfähigkeit bin ich…	O	O	O	O	O
Mit meiner geistigen Leistungsfähigkeit bin ich…	O	O	O	O	O
Mit meiner Widerstandskraft gegen Krankheiten bin ich…	O	O	O	O	O

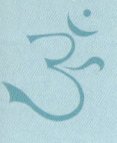

Glossar

Apana:	bezeichnet die im Oberkörper nach unten gerichtete Energie, zuständig für Verdauung und Ausscheidung
Asana:	bewegungslos und ruhig gehaltene Körperstellung, dritte Stufe im Patanjali Yoga
Ashram:	spirituelles Zentrum, Kloster
Asthanga:	a) 8 stufiger Pfad nach der Yogalehre von Patanjali (wörtlich übersetzt: „acht") b) Bezeichnung einer Yoga-Stilrichtung nach Pattabi Jois
Atman:	individuelles Selbst
Aum(OM):	heilige Silbe, der Urton
Ayurveda:	Bezeichnung für die traditionelle indische Medizin
Bhagavadgita:	heilige Schrift im Hinduismus, wörtl.: „Lied des Erhabenen"
Bandhas:	wörtl.: Verschlüsse, Muskelkontraktionen im Körper, die die Energien lenken
Brahman:	universelles Selbst
Bhakti Yoga:	Yoga der Hingabe
Chandra:	Mond
Chakra:	wörtl.: Rad, Energiezentrum im feinstofflichen Körper des Menschen. Es gibt 7 Chakren
Chi(Qi):	chinesisch: „Lebenskraft", Entsprechung zum Prana
Citta vritti nirodah:	wichtige Definition nach Patanjali: „Yoga ist das zur Ruhe kommen der gedanklichen Aktivität"
Dhyana:	7. Stufe des Yogaweges nach Patanjali: Meditation
Dharana:	6. Stufe des Yogaweges nach Patanjali: Konzentration
Doshas:	Begriff aus der ayurvedischen Medizin. Bezeichnung für die 3 Typen bzw. Qualitäten: Vata, Pitta, Kapha
Dristi:	Konzentrationspunkte die während einer Asana fokussiert werden. Bevorzugt in der Ashtanga Yoga Praxis eingesetzt
Hatha Yoga:	Sammelbegriff für den körperorientierten Yoga-Stil

Gunas:	Bezeichnung für die Eigenschaften und Qualitäten der in der Welt existierenden Dinge. Es gibt 3 Gunas: Raja, Sattva, Tamas
Guru:	spiritueller und künstlerischer Lehrer, wörtl.: „der von der Dunkelheit ins Licht führt"
Ida:	Eine der 3 Hauptnadis, führt die Wirbelsäule entlang und endet am linken Nasenloch, Mondenergie, kühlend
Jnana Yoga:	Yoga der Erkenntnis
Karma:	Gesetz von Ursache und Wirkung. Der Karmagedanke ist in der hinduistischen und buddhistischen Weltanschauung fest verankert
Karma Yoga:	Yoga des selbstlosen Dienens und Arbeitens
Kaste:	festgelegte, gesellschaftliche Schichten, in die jeder Inder hineingeboren wird. Es gibt 5 große Kasten
Kirtan:	religiöser Gesang
Kriyas:	Reinigungstechniken im Yoga
Kundalini:	wörtl.: „zusammengerollte Schlange", bezeichnet die göttliche, kosmische Energie. Die Kundalinikraft wird am unteren Ende der Wirbelsäule im Wurzelchakra lokalisiert. Diese verborgene Energie wird durch die Yoga-Übungen erweckt und steigt die Wirbelsäule hinauf
Mantra:	heilige Silben oder Töne, die rezitiert werden
Meridiane:	in der chinesischen Medizin Bezeichnung für Leitbahnen im menschlichen Körper in der die Lebenskraft Chi fließt
Mudras:	Handgesten
Nadis:	astrale Energiebahnen im feinstofflichen Körper des Menschen, vergleichbar mit den Nervenbahnen im Körper
Niyama:	2. Stufe des 8-stufigen Pfades nach Patanjali, Verbote
Pingala:	eine der drei Hauptnadis, führt die Wirbelsäule entlang und endet am rechten Nasenloch, wärmend
Prana:	Lebensenergie, Lebenskraft
Pranayama:	Bezeichnet die Atemtechniken im Yoga. 4. Stufe auf dem achtstufigen Yogaweg nach Patanjali
Prattyahara:	5 Stufe auf dem achtstufigen Yogaweg nach Patanjali (Das Zurückziehen der Sinne von der Aussenwelt)
Rajas:	eines der Gunas, hat eine aktive, feurige Qualität

Raja Yoga:	königlicher Yoga, Bezeichnung für den achtstufigen Yogaweg nach Patanjali
Samadhi:	8. Stufe des Yogaweges „Erleuchtungszustand"
Sattva:	Eines der 3 Gunas „bezeichnet eine reine, klare und gesunde Qualität"
Surya Namaskar:	wörtl.: „Gruß an die Sonne" Bezeichnung für eine dynamische Abfolge von Yoga-Asanas. Es gibt 2 Hauptarten des Sonnengrußes im Hatha Yoga 1.) Sivananda Sonnengruß 2.) Asthanga Yoga Sonnengruß A und B
Sushumna:	Eine der Hauptnadis, physische Entsprechung ist der Wirbelkanal. Die Kundalinienergie fließt in der yogischen Vorstellung durch die Sushumna zum Scheitelpunkt
Swami:	Bezeichnung für einen spirituellen Meister
Tamas:	eines der 3 Gunas, faulige und dunkle Qualität
Trataka:	Augenübung im Yoga
Upanishaden:	„Ende der Veden", beinhalten Fragen und Antworten zur menschlichen Existenz
Ujayi:	Eine Pranayamatechnik
Vedanta:	monistische Philosophie, eine der sechs klassischen philosophischen Schulen Indiens
Veden:	religiös-philosophisches Grundlagenwerk indischen Denkens
Vinyasa:	fließende Bewegungsübergänge im Asthanga Yoga
Viveka:	wörtl.: „Unterscheidungskraft"
Vidya:	wörtl.: „Wissen" – größter Yogaanbieter in der BRD
Yama:	1 Stufe des achtfachen Yogapfades, ethische Verhaltensregeln
Yoga Nidra:	Der Schlaf des Yogi, bestimmte Entspannungstechnik im Yoga

Literatur

BDY: Der Weg des Yoga, Petersberg 1994
Brown, Christina: The Yoga Bible, Hampshire 2003
Coulter, H. David: Anatomy of Hatha Yoga, Delhi 2004
Grill, Heinz: Die Seelendimension des Yoga, Niefern 2003
Iyengar, BKS.: Yoga, London 2001
Maheshwarananda: Die verborgenen Kräfte im Menschen, Wien 2002
Saraswati, Satyananda: Asana Pranayama Mudra Banda,Köln 2003
Swenson, David: Ashtanga Yoga, Austin 2004
Tatzky, B., Trökes, A.: Theorie und Praxis des Hatha-Yoga, Petersberg 1998
Venkatesananda: Vivanda Yoga, Bad Meinberg 2004
Vishnu-devananda: Meditation und Mantras, München 1997
Wolz-Gottwald, Eckard: Yoga-Philosophie-Atlas, Petersberg 2004

Weitere Informationen: www.yoga-balance.de

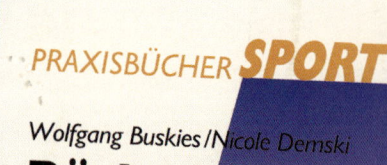
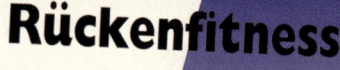
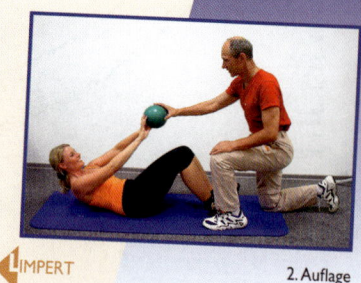